贺尚氏电名医试书灵方丛书出版

武当灵方济世救民
千年良辛潜心挖掘荟萃秘闻古籍
法永存

中国共产党好
社会主义好
伟大祖国好

病员八十六岁奋斗荣立根
二〇二二年十一月六日

弘扬道家医学，侍承悬壶济世。

罗钧

中国印刷集团公司总经理

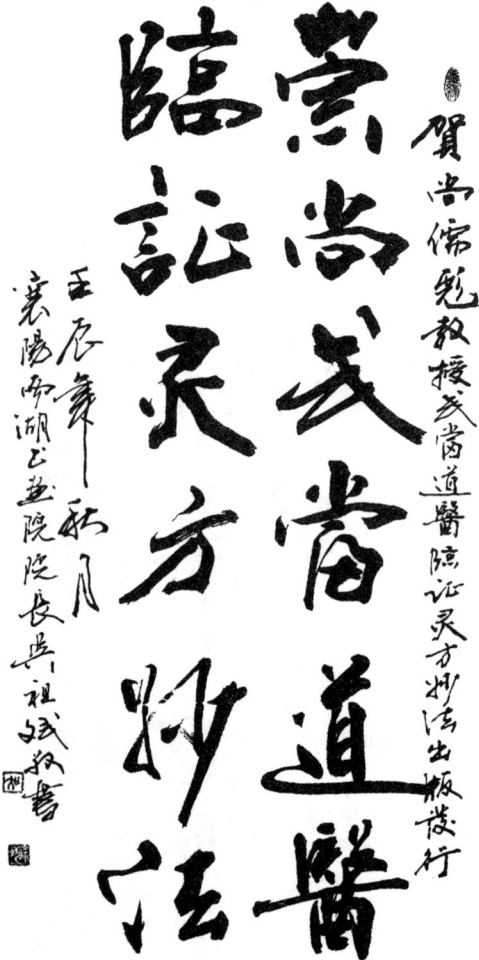

祝尚儒彩先生

盛事道遠跡證是古

妙法出版

乙丑梅年光石

修心如佛
醫術勝仙

祝尚儒晃同志武當道醫臨證靈方妙法叢行
壬辰年孟冬襄陽寒山人書賀

武当道医临证灵方妙法
——— 系列丛书 ———

武当方药精华

尚儒彪 / 编著

山西出版传媒集团
山西科学技术出版社

《武当道医临证灵方妙法系列丛书》
编委会

主　任：李光富

副主任：李光辉　卢家亮　徐增林　范学锋　吕允娇

内容简介

此书是武当道教医药的一本方、药及制药技艺专著,全书共六篇。第一篇介绍了武当道教历代医药学重要人物考略,体现了武当道教医药是有根有源,且传承有序。第二篇是武当道教收藏的部分道教品味甚浓的而当今世界少见的医药专著,有《十二剂方》《辅行诀五脏用药法要》。第三篇是武当道教医药常用于临床治病、疗伤和养生健体各种方药。第四篇是作者无私地将家传的、师授的膏药疗法,从膏药的起源、制作、使用及方药全部公开地介绍给读者。第五篇是武当山现存的植物药、动物药、矿物药共有2300味左右。第六篇是武当山道教医药带徒必背"临床用药歌",亦是首次向读者公开。

此书适合中医药工作者、中医药爱好者、执业药剂师、中医药科研单位阅读、参考、收藏。

序 言

我虽然没有专门研究过武当山道教医药，但长期在武当山地区生活工作，长期阅读道教史志及《正统道藏》，长期接触道教界人士，耳濡目染，能感受到道教与中医学的密切联系，对民间流传的"医道同源""十道九医"等习惯说法也有几分体悟和认知。

道教与其他宗教相比，其教义思想的最大特色是"贵生"。生，是指生命存在和延续，"贵生"，即珍惜生命、善待生命之意。"贵生"的教义主要反映在三个层面：一是对自己；二是对他人；三是对其他有生命的物体。从这三个层面都可以看出"医道同源"的轨迹。

对自己，道教追求修道成仙、长生久视，所以特别重视"生"。《道德经》说："深根固柢，长生久视之道。"《太平经》说，天地之间，"寿最为善"，生命长久存在本身就意味着是最高的善。与生命存在相比，富贵功名都算不得什么。《抱朴子》说："'天地之大德曰生。'生好物者也，是以道家之所至秘而重者，莫过于长生之方也。"《抱朴子》说："百病不愈，安得长生？""古之初为道者，莫不兼修医术"。道教修道成仙的信仰和理论促使其信奉者孜孜不倦地追求长生不老之药,并伴随"内以养己"的炁功,通过导引、辟谷、清心寡欲以达到祛病延年、强健体魄的目的。历代道士在修炼过程中积累了大量有关医药卫生、祛病延年、保健强身的知识与方术,它包括服饵外用、内丹导引等方法。医学治病要研究人的身体,道教养生也要研究人的身体,所以我们在道教《黄庭内景经》中可以看到《黄帝内经》的影响。南朝道医陶弘景《养性延命录》高举"我命在我不在天"的道教生命哲学大旗,强调修道之人如果平时能加强身心修养,注重合理饮食和房中卫生,善于调理,就能保持身心健康,防止疾病萌生。该书强调的"生道合一"的宗旨是"医道同源"的典型案例。

对他人,道教宣扬重人贵生,济世度人,所以特别重视"生"。《太平经》说:天地之性,万千事物中"人命最重"。《三天内解经》说:"真道好生而恶杀。长生者,道也。死坏者,非道也。死王乃不如生鼠。故圣人教化,使民慈心于众生,生可贵也"。在被道教奉为万法之宗、群经之首的《度人经》中,开卷即宣扬"仙道贵生,无量度人"的教义。道教有以医传道的传统,如东汉张陵创"五斗米道"是从为百姓治疗疫病开始的,张角的"太平道"也是通过为民治病吸引了信众。道教认为修炼成仙必须做到功行双全,道士们将各种修炼养生的法门统称为"功",并认为在练功的同时还必须行善积德,济世度人,即所谓"行",只有做到"功行圆满",才能得道成仙。而行医施药是济世度人的一大功德,这无疑也会促使教门中人自觉研习医术,通过治病救人来行善立功德。

对其他有生命的物体,道教宣扬齐同慈爱,万物遂生,所以特别重视"生"。

道教尊重生命、宝贵生命的思想并不仅仅是针对人的,天地日月、草木鸟兽等万物的生命都是宝贵的,都需要人们怜悯善待,不可随意伤害。武当道教敬奉的主神——玄天上帝是主宰天一之神,是水神。《敕建大岳太和山志》说:"其精气所变曰雨露、曰江河湖海;应感变化,物之能飞能声者,皆天一之所化也";"玄帝有润泽发生、至柔上善、涤秽荡气、平静之德,上极重霄,下及飞潜,动植莫不资焉。"因此,武当道教的玄帝信仰也充分体现了"贵生"的教义精神。古代道医不仅为人治病,遇到动物有病也会积极施救,民间传说道医孙思邈为小蛇治伤的故事就反映道教齐同慈爱的"贵生"教义。

民间"十道九医"之说,也不是空穴来风。翻阅道教史志就会发现,历代道士中兼通医术者不在少数。以武当山为例,宋代以来山志对通医术为民治病的道士多有记载。元代《武当福地总真集》云:田蓑衣"人有疾厄叩之者,摘衣草吹气与之,服者即愈。"孙寂然"以符水禳祷为民除疾,众皆归之，数年之间，殿宇悉备。高宗诏赴阙庭，以符水称旨，敕度道士十人。"邓真官"远迩疾患，皆奔趋之。"鲁洞云"年八十余，以道著远，点墨片纸，可疗民疾"。叶云莱"至元乙酉，应诏赴阙，止风息霆，祷雨却疾，悉皆称旨。"明代《大岳太和山志》云：王一中（？-1416年）"符水济人，御灾捍患，事多灵验。"张道贤"奉命采药于名山大川"。雷普明"御马监马大疫，檄普明治之，遂息"。《续修大岳太和山志》卷四《仙真》云：黄清一（？-1900年）"识药性，苦修炼。昼则入山采药，和丸济世"。黄承元（1785-1876年）"性慈祥，甘淡泊。日以采药济世为事"，治愈病人甚多。该志卷一记载："紫霄宫杨来旺知医，纂有《妙囊心法》；周府庵郑信学、蒲高衡、饶崇印知医；紫阳庵王太玉知外科；自在庵高明达外科。"20世纪90年代初，我在搜集武当山道教历史资料时，听说清末民初武当山坤道胡合贞知医术、识药性，曾为武当山周围许多民众治愈过疾病；20世纪70年代，我曾见过冲虚庵赵元量道长为民推拿疗伤，不取分文，颇受民众尊敬。所以我和王光德会长合著《武当道教史略》时，专门为胡合贞、赵元量道长立传，以表彰他们悬壶济世之功。

尚儒彪先生，道名信德，是武当道教龙门派第25代俗家弟子。20世纪70年代初，因开展"一把草运动"进入武当山采挖中草药，认识了在庙道医朱诚德，遂拜其为师，学习道教医药。经过长期的临床实践,他总结整理出武当山道教医药的"四个一"疗法,即"一炉丹、一双手、一根针、一把草",并发表多篇文章介绍武当道教医药。尚医生退休前为湖北省丹江口市第一医院主任医师,2002年被十堰市卫生局评为"十堰十大名中医"之一。他曾参与编写《中国武当中草药志》,著有《伤科方术秘笈》《古传回春延命术》《中国武当医药秘方》《武当道教医药》等医书。

《武当道医临证灵方妙法系列丛书》是尚儒彪先生总结研究武当道教医药的最新成果,该丛书由内科、儿科、妇科、男科、伤科、外科、方药7个部分组成。作者长期从事中医药工作,除本人家传及师授秘方外,还注意搜集、整理武当山历代道医治疗各种疾病的灵方妙法,并将其应用于临床实践,积累了大量的成功经验。古人云:"施药不如施方。"现在,作者将自己长期收集的灵方妙法全部公开地介绍给读者,由读者斟酌选用,这种做法完全符合道教重人贵生、济世度人的教义,故乐为之序。

湖北省武当文化研究会会长　杨立志

自 序

壬辰孟春,当我校完新作《武当道医临证灵方妙法系列丛书》,真有新产妇视婴之感。产妇只需十月怀胎,吾作此书,积累资料数十载,辛苦撰写近十年。虽经精雕细琢,修改数遍,书中仍有不尽如人意处,但慈母看娇儿,虽丑亦舒坦。

余幼承家技,自幼受百草香气熏染,从记事起,常见将死者复活,危重者转安,常与家人共享患者康复之快乐,亦常为不治者而心酸,遂立志:长大学医,为人解苦救难。1961年我拜名医齐正本为师学习中医外伤科,1963年参加工作进入医院,曾拜数位名医为师,有湖北当阳县的朱家楷,宜昌许三友,襄阳铁路医院的邓鸿儒,襄阳中医院的陈东阳和马玉田。参加工作后,我坚持在工作第一线,数年没有休过节假日,工作没有黑夜与白天,玩命地工作,换来的是历届领导信任,患者喜欢。组织上曾派我到湖北洪湖中医院学习治类风湿,赴山西省稷山县杨文水处学习治疗骨髓炎,在襄阳铁路医院学习治疗白癜风,去北京参加"全国中草药,新医疗法交流会",使我增长了见识,大开了眼界。1971年至

1973年曾进修于武汉体育学院附属医院，成都体育学院附属医院，拜郑怀贤教授为师，学习骨伤科。1980年进修于辽宁中医学院附属医院，拜王乐善、田淑琴为师，学习中医外科、皮肤科共1年。20世纪80年代初，我考入湖北中医学院中医系，经4年系统学习，以优异的成绩完成学业。

20世纪70年代初，因当时开展"一根针、一把草运动"，我多次进入武当山采挖中草药，与在庙道医朱诚德结缘，遂拜朱诚德为师，学习武当道教医药，这一拜，学习便是40年。谁知我越学越觉得自己所知甚少，临床穷技乏术常遇到疑难，得天时、地利之优势，有困难即向恩师朱诚德求教，无数次地进入武当山，他每次总能为我释疑解惑，用朴素的语言和形象的比喻，能使我通晓医书之理，并语重心长地告诉我，在行医的道路上要不断地学习，学医没有终点站。

遵师训，我发奋攻读医书，虽未悬梁刺股，但也是手不释卷，读《内经》忘了寒暑，背药性午夜不眠。深山采药，常拜师于道友，问方于民间，辄尝尽人间辛劳与苦甜，我曾数次尝毒，几经风险，初衷不改，苦而无怨。经数十年努力，现在我稍有所学，也有了一些临床工作经验。饮水思源，朱诚德恩师无私地传授我道医真学。我第二任恩师李光富为我的工作亦给了很多方便。在他的安排下，我拜读到《正统道藏》，并安排数位道友协助我采挖中草药标本，收集医药文献，为我撰写此书作出了很大贡献。受武当之恩惠比山还重，弘扬武当道教医药，义不容辞，我应勇挑重担，可用什么形式传承，吾甚是为难。武当道教医药文化深厚，源远流长，发掘之、提高之，确为重要。但泥古不化，无以进步，执今斥古，难以继承，以中拒外，有碍发展，化中为洋，有失根本。细思之，详考之，本着博众家之长，理当世精英，与道教医药融会贯通，讲究临床实用，为人类健康做一份贡献之初衷，我不顾年老多病，十年来上午接诊病人，下午至午夜书写书稿，从未间断。虽然因用眼过度视力不断减退，书写时间太长，累得我颈僵背痛，手困腕酸。只觉得昼夜苦短，甚感艰辛，方信"文章千古事，甘苦寸心知"不是谬言。现书已完稿，我心中欢喜，不能忘我恩师朱诚德毫不保留地传授道教医术，亦不能忘武当山的道友，时常与我朝夕相伴，不能忘那些帮助过我，为我提供过资料，为我讲述过武当道教医药人物或传奇故事的均州城里数位知情老人，在此我再次谢过！

我还应感谢丹江口市的很多领导，对我研究武当道教医药给予的大力支持，感谢丹江口市第一医院诸位领导，在我工作期间，为我研究武当道教医药营造了宽松的环境，并给予充分时间，更要感谢山西科学技术出版的领导和郝志岗编辑的大力支持,才使此书能顺利地与读者见面。书中不足,是作者水平有限,敬请谅解,并请提宝贵意见。

             尚儒彪

前　言

　　武当山位于中华腹地,在湖北省十堰市境内,是名扬中外的道教圣地。由于它是中国大陆南北气候交汇处,故适合南方及北方家种植物药、野生植物药生长。亦是东西气候交汇处,也很适宜东部家种植物药和野生植物药生长,亦适应西部家种植物药和野生植物药生长。因它山高林密、土地肥沃、气候适宜、植被良好,也是多种动物生长、繁殖的最佳场所。古往今来,武当山上的有志之士和方圆八百里的武当人,继承了中华始祖神农氏的衣钵,在这块得天独厚的道家乐土上,用自己的聪明才智和勤劳的汗水,不但创造了一个举世无双的中国道教武当山仙境,供中外游客观光、游览,而且武当道教的养生术、武当武术亦是名扬天下,知名度甚高。

　　由于武当山自古交通不便,武当山上的修道之人和武当山的山民,在长期同病魔与伤痛做斗争中还创立了武当道教医药,即"一炉丹、一双手、一根针、一把草"的"四个一"疗法。千百年来,武当山历代道医不断地收集、整理资料,在继承先人的成功经验后，又勇于创新，以身试药，以观察效果，经过无数试药者的死亡，有幸试药者的成功，总结出了很多治疗奇难杂病和养生益寿的成功方药，又在临床长期使用并不断地修改完善，治疗成功病例不断增多，在人民群众中形成良好的印象，故中国自古就有"医道通仙道"及"十道九医"之说。

此书在第一篇介绍了武当道教历代重要医学人物，体现了武当道教医药有根有源，传承有序。第二篇介绍的"十二剂方和辅行诀五脏用药法要"，其中的"四正方、八维方"道教医药品味甚浓，"辅行诀五脏用药法要"中的朱雀方、玄武方、青龙方、白虎方都是以道教四方神圣而命名。观其用药法，与汉代张仲景的《伤寒论》很有相似之处。这些方药与武当道教医药渊源甚深，很受历代道医青睐。第三篇介绍了恩师传授亦有家传治病及养生方药，有些药方笔者临床近50年使用，效果均非常理想，有开发、推广使用的前景。第四篇介绍的武当道教膏药外治法，有些技艺及方药是家传数代，从未公开过的秘方，这次首次公开，望读者临床验证。第五篇是用了近40年的精力、十余次进入武当山深处，少则住几天，多则住数月，走访几十位草药医和老药农，特别是武当山三代草药医唐清明师傅传授的"武当七十二种七、三十六种还阳、三十三种风、武当四大名药、武当地区用药歌",都是具有地方色彩的药物。这次我个人挖掘、整理的武当山现存部分中草药共2300味左右,本想还按原来所著的《中国武当医药秘方》一书的格式书写,但因篇幅太长,单凭我个人之力实难完成,故此作罢。第六篇介绍的临床用药歌亦很有特色。

2003年退休后笔者就着手编写该书,屈指也有10年。虽然自己尽心编著,自己和几位小徒都精心校对,但因水平有限,悟性甚差,平时诊疗任务亦比较重,书中仍有很多不尽如人意之处,望同道大贤不吝赐教。

尚儒彪

目 录
contents

第一篇　武当道教历代重要医药学人物考略

第二篇　武当道教医药所收藏的古代文献鉴赏

第一章　武当道教医药 …………………………… 19

第二章　陶弘景祖师所撰《辅行诀五脏用药法要》…… 50

第三篇　武当道教医药秘方简介

第一章　武当道教医药八卦秘方 ………………… 69

　第一节　武当道教医药"乾卦"秘方 ………… 69

　第二节　武当道教医药"坤卦"秘方 ………… 77

　第三节　武当道教医药"坎卦"秘方 ………… 81

　第四节　武当道教医药"离卦"秘方 ………… 87

　第五节　武当道教医药"震卦"秘方 ………… 91

　第六节　武当道教医药"巽卦"秘方 ………… 97

　第七节　武当道教医药"艮卦"秘方 ………… 103

　第八节　武当道教医药"兑卦"美容美发秘方 …… 108

第二章　武当道教医药避瘟疫秘方 ……………… 114

第三章　武当道教医药健身药膳方 ……………… 120

第四章　武当道教医药健身药茶方 ……………… 132

第五章　武当道教医药健身药浴方 …………………… 136

第六章　武当道教医药白酒疗法 …………………… 138

第四篇　武当道教医药膏药疗法

第一章　膏药的概述 ………………………………… 151

第一节　概述 ………………………………………… 151

第二节　起源 ………………………………………… 151

第三节　治病机理 …………………………………… 152

第四节　用药特点 …………………………………… 154

第五节　制作特点 …………………………………… 157

第六节　膏药常贴部位与穴位 ……………………… 159

第七节　膏药的临床使用范围 ……………………… 163

第八节　膏药应用注意事项 ………………………… 166

第二章　武当道教医药膏药方 ……………………… 168

第一节　武当道医膏药治风湿痹证药方 …………… 168

第二节　武当道医滋阴壮阳膏药方 ………………… 171

第三节　武当道医膏药治胃肠病方 ………………… 176

第四节　武当道医膏药治中风偏瘫方 ……………… 180

第五节　武当道医膏药治妇科病方 ………………… 182

第五篇　武当药物

第一节　武当道教医药"一把草"疗法 …………… 189

第二节　武当"四大名药"临床应用 ……………… 190

第三节　武当山地区药用植物"七十二种七"名录 … 195

第四节　武当山地区药用植物"三十六种还阳"名录 … 196

第五节　武当山地区药用植物"三十三种风"名录 … 196

第六节　武当山现存植物药名录 …………………… 197

第七节　武当山地区现存药用动物名录 …………… 242

第八节　武当山地区现存药用矿物及其他物品名录 … 254

第六篇　临床用药歌

第一篇 武当道教历代重要医药学人物考略

道教倡导"公乃生,生乃大","以生为乐,重生恶死,长生久视"。"生",即生长、生存、生命,为"道"的表现形式,"生"和天同样重大。正是具有这种宗教信仰,才为武当道教医药的发展打下坚实的理论基础。"长生久视",就必须要有抗拒衰老、预防疾病和抵御意外伤害的能力,这就需要掌握医药知识和医药技能。相传远古时代,中华始祖之一的炎帝神农氏,就在武当山地区开展过治病疗伤,怡情养生之事,因此,武当山地区自古医药、养生风盛行。早在秦汉时期,武当山道士们就潜心研究医药知识,探究长生不老之术,使武当道教医药中的药物保健和内丹养生术具有较高的社会影响。本节介绍的重要人物,只是为武当道教医药做出过贡献的很少一部分。由于道教素有"真人不露相"和甘于隐居修炼的生活习俗,许多道教医药人物鲜为人知。千百年来,正是他们坚持不懈的努力,倾注了他们辛勤的汗水和毕生心血才谱写下不朽的篇章,使得理论体系完整、临床疗效神奇的道教医药经久不衰。

相传炎帝神农氏出生于湖北随州历山,成年后的神农,为了使人类生活安定,物产充盈,病有所治,老有所养,农忙时齐耕种,闲暇时共欢乐,人人能得长生,他不畏艰险,带数千随从,由随州历山出发,顺汉江而上,由仙人渡过汉江(老河口境内有"仙人古渡"的码头地名,沿用至今),行至谷城,忽见天空一群大鸟,口含一种植物从天空飞过,神农利用他刚发明的"神农箭"射下一群大鸟,发现大鸟口含的是一种植物种子,神农用这些种子种植,得到的食品醇香、味美,是充饥佳品,他即将这些种子存下,并教会随从们种植、管理、收获,这就是现在的五谷杂粮,收获后可以保存,以备不时之需。《九域志》载有:"隰州有谷城,神农植五谷于此"。谷城县亦因此得名。神农又带领随从攀山越岭,跃沟跳涧,饿了就采集野果,打猎充饥,困了就夜宿山野,一路行来辛苦非常,加上随从初离故乡,水土不服,过度劳累,其中伤病者甚多,行至武当山境内的时候,已经寸步难移。神农见状,便让大家就地休息,他自己和几位强壮的随从在山里采摘植物,猎杀野兽,并用火煮熟让伤病者们食用,又拿出他发明的"桐木琴"演奏美妙的音乐,还教大家演跳他编的健身舞蹈以后,伤病者很快得以康复。人们为了记住这次神农的有效治疗过程,随从中有不少人开始专门学习、研究、整理神农这次所用的药物、所奏的音乐及所编排的舞蹈。而他们正是武当山道教及道教医药的前身——武当山里的专门修炼者。

戴孟:据南朝著名道士陶弘景所著的《真诰》记载:"武当道士戴孟,乃姓燕名济,字仲微,汉明帝时人也。……服食大黄及黄精,种云母、雄黄、丹砂、芝草……得不死之道……遂能轻身健行,周旋名山,日行七百里"。成书于周武帝文邕(公元561-578年)时期的《无上秘要》卷八三所载,"戴孟,本姓燕。名济,字仲微,汉明帝末人,华阴山及武当山受裴君玉佩金当经,又受石精金光符……得此者不死，非仙人。"相传戴孟乃是汉武帝帐前将军，多次被武帝派往武当山问医采药，觅长生不死之术，戴孟在武当山得恩师清灵真人裴玄传玉佩金当经及石精金光符，入武当山修道，得轻身健行，日行七百里之术，为武当道教医药学及武当内丹术的发展做出重大贡献。

马明生：《总真集》引《神仙传》说："姓马，字君贤，号明生。得太阳神丹之秘，丹成，服半剂周游人间。架屋从徒，与俗无异。不过三年，夫妇辄易其处，五龙宫自然庵即其隐处。"今武当山五龙宫炼丹池、自然庵仍在。《总真集》载："按《图记》马明生故址……明生所炼太阳神丹炉灰尚存，非铁非石"。

鲍靓："曾居江东，于蒋山北道见一人年十六七许，好颜色，其人徐徐动足，靓奔马不及，远渐而远，因问曰：相观行步，必有道者。其人曰：吾乃武当仙人阴长生也，太上使到赤城，君有心，故得见我尔。靓即下马，随其上武当山，拜问寒温，向他学习尸解之法"。《太平御览》卷六引《道学传》与《仙鉴》卷二十一《鲍靓传》，也有类似记载。鲍靓是葛洪的岳父兼师傅，曾拜左慈为师，学道教医术，左慈所传的"左慈耳聋丸"至今还被广泛使用。

尹轨：据葛洪《神仙传》载："尹轨者，字公度，太原人也。博学五经，尤明天文星气。河洛谶纬，无不精微。晚乃在武当学道，常服黄精，日三合，计年数百数。腰佩漆筒十数枚，中皆有药，言可避兵疫。常与人一丸，令佩之。会世大乱，乡里多罹其难，唯此家免厄。又大疫时或得数粒涂门，则一家不病。"

葛洪：字稚川，自号抱朴子，道号葛仙翁，西晋丹阳句容人，晋代著名的道教人士和道教医药学家。师从鲍靓学道，鲍靓将自己道术和医术全部传授给葛洪，并将自己的亲生女儿嫁给葛洪为妻。葛洪一生专攻炼丹术，所炼之丹能治疗很多疾病。发现一种药与另一种药混合后进行烧炼，可以变为一种新物质，开创了药物化学合成之先河，形成世界最早的化学合成工艺。葛洪一生著书甚多，如《抱朴子》《肘后备急方》《玉函方》《葛氏单方》等。他在医疗实践中发现并总结了许多诊断寄生虫病、传染性疾病的方法及治疗药物，为武当道教医药和中国中医药学的发展作出了重大贡献。

徐子平：《类书》载晋安帝在位时，华阴县令徐子平弃官入道，隐居于武当山砂朗涧钓台之下。洞明针灸，演九宫八卦，常以针为人治病，针到病除。

陶弘景：字通明，华阳真人，魏晋南朝丹阳秣人，自小聪明，博学多才，好道术。幼年得葛洪《神仙传》一书，一心一意昼夜钻研学习，遂立志养生术，精究医术，以后在道教医药学方面造诣很深。长期采药、制药及炼丹的实践，使他的经验不断丰富。他发现《神农本草经》一书历经战乱，经多次转抄和错简，残缺严重，他重新编写了《本草经集注》，收载药物730种，并著有《名医别录》《效验施用药方》《断食秘方》等223部著作，为我国道教医药学做出了巨大贡献。曾在武当山修道，在他的《玉匮记》中说："太和山形南北长，高大（武当山亦称太和山），有神灵栖凭之者甚多"。

孙思邈：京兆华原人（581—682年）初唐时期著名的道教人士，著名的医药学家。少时日诵千言，通晓百家之说，敬仰老子庄子，"隐于太和山学道，求度世之术，洞晓天文，精究医药，务行阴德"。著有《千金备急要方》《摄养论》《太清丹经要诀》等医书共三十余种。明代山志称他曾在五龙峰西南的灵虚岩隐居修炼。清代山志云："遍游名山，历武当"。故被武当山道教奉为药王，至今武当山紫霄宫供奉的有其神像。

刘僐，《云笈七签·尸解部》记：刘僐，不知何许人也。长大多须，垂手下膝。久住武当山，去襄阳五百里，且发夕至。不见有所修为。颇以药术救治百姓，能劳而不倦。用药多自采于武当山，识草石穷于药性。雍州刺史刘道产忌其臂长，于襄阳录送文帝（424—453年在位）。每旦槛车载往将山采药，暮还廷尉。僐后以两短卷书与狱吏，吏不敢取，僐焚之。一夜失僐，关钥如故。闾阖门吏行夜得僐，送廷尉。僐语狱吏云："官寻杀我，殡后幸无钉棺也。"后果被杀，死数日，文帝疑其言，使开棺验之，果不见尸，但有竹杖耳。阴长生传鲍靓解尸法中有"上尸解用刀，下尸解用竹木"，以神丹染笔太上太玄阴生符于刀或竹木左右，须臾便灭所书者面目，死于床上，其真身遁去。无复还家。刘僐的尸解法，是否为阴长生所传，难以确考。但他精通医药学，著有两短卷书，可惜没能保存下来，最后因臂长而被文帝所杀，反映了封建专制统治的残暴无道。

陈抟：字图南，号扶摇子，亳州真源人，一说陈是普州崇龛人。《仙鉴》记载：此人享年118岁，是五代北宋著名的道教学者、诗人,学识渊博,著述甚多,其中主要著作大都是在隐居武当山时期撰成,如《指玄篇》《无极图》《观空篇》《阴真君还丹歌注》等,内容大多是讲解内丹修炼,根据天地方位、五行所属、阴阳交感、四时运转的道理,说明人体脏器(心、肝、肾)所在部位,修炼的时机、方法和功效,尤其将武当道教内丹的功理、功法及修炼所达到的效果讲述得非常清楚,对武当道教医药学及内丹修炼的产生均具有深远的影响。

田蓑衣:《武当传》称不知其姓名,隐居武当山隐仙岩石室,冬夏只穿一蓑衣,故当地人就称他为田蓑衣。隆冬腊月,其身则真气蒸腾;盛夏酷暑,其身则寒凉如玉。人有疾病叩请他,则摘蓑衣草吹气与之,服之即愈。曾炼大丹,隐仙岩有其丹室炉灶。他是内丹、外丹并重的奇士异人。端平年间(1234-1236),失其所在。

孙寂然:名元政,号寂然子。嗣业茅山清真观,得上清五雷诸法之妙,云游遍地及各名山福地。北宋末,汴湖龙去,江汉地区遭受金兵蹂躏,武当殿宇被毁坏一空。绍兴十一年,他亲率徒弟登上武当山,披荆斩棘,兴复五龙殿宇,开辟基绪,创立五龙派。他擅长医道,为民除疾治病,得到群众的敬慕和支持。经过数年努力,殿宇悉备。宋高宗诏赴阙廷,以符水换旨,敕度道十人。后还山,无疾而终。冠剑遗蜕藏于桃源之东。

吉志通(?-1264):《山志》称其为邵阳人(一说苍阳)。幼颖悟博学,居武当十余年,不火食,但饵黄精苍术,双目澄澈,行步若飞。一日召弟子戒以珍重道教,言迄而逝。

唐风仙,生卒年不详,名守澄,人称"唐风仙",湖北随州人,南宋武当山道士。自幼在武当山学道,道术深厚,道医技术精湛,他生着一幅稀奇古怪的相貌,"鹤体松形"。随身常带一手杖,杖头常挂数十只葫芦,往来于均州房陵(今丹江口市、房县)之间,遇有病伤患者,常无偿给药丸一丸,病伤患者服之即愈。传说,唐风仙有时为人治病"点墨片纸"可疗异疾。常往紫霄、南岩那些杳无人迹的山林,"常有虎豹守卫",他能预知人的"福祸吉凶,"年近百岁,"面若童子"貌。

鲁洞云(1204-1285):名大宥,号洞云子。随州应山(今湖北英山县人)。其家世代为官宦。他幼年弃家住武当山学道,遍历南北。据元程矩夫(1246-1316)撰写的《十年敕武当山大天一真庆万寿宫碑》称:"汉东异人鲁大宥隐居是山,草衣菲食,四十余年,救灾捍患"。如《总真集》称他:"以道著远,点墨片纸可疗疾"。

张守清:元代名医,名洞囦,号月峡叟,峡州宜都(今湖北宜昌)人,31岁时拜武当派道士鲁洞云为师,后来成为武当道教史上承上启下的一位关键人物。他弟子甚多,其中汪道一,是江西龙虎山汪文富之子,生有异证,既长超悟不羁,至元丙子年(公元1336年秋),遇武当道人张守清,带回武当山,授以金丹雷霆秘诀,一语有省,复往江西。元末兵兴,福建光泽县杉关一带疾疫颇甚,民众请汪道一,驱治皆验。可见元代张守清弟子中有精通医道者,在福建光泽县为民治病,仅为其中一例。

张三丰:元明之际著名道士,字玄玄,辽东懿州人,丰姿魁伟，龟形鹤骨，大耳圆目，须鬓如戟，寒暑惟一衲一蓑。明洪武初入武当山拜玄帝于天柱峰，创武当内家拳。又言其精通医道，常身带七针，人称"七针先生"。常于人"祛痛苦于一顷刻，救性命于一瞬间。"他事迹甚多，在此不多赘述。

周自然，生卒年不详，金台（今四川金堂县）人，元末明初武当山道士，幼年出家学道，擅长道教医术，常云游四方，他"以道化俗，以药济人"。洪武初年（1368年）入武当山五龙龙宫。他"借医弘道"，常为武当山民及进山香客医病疗伤，为武当山道教发展发挥过重大贡献，他修养有素，据明代任自垣所撰武当山志所载，他"年将耄耋，貌若童雅"。逝后葬于武当山道教桃源洞。

雷普明：明代道士，湖北均县（今湖北丹江口市）人，生卒年月不祥。成化四年（公元1473年），明宪宗命太监陈喜等护送真武圣像，安奉太和、玉虚二宫。后皇宫御马患传染疾病，檄雷普明医治，马疫遂平息。说明武当山当时有兽医。

曾和宗：清代武当道医，清顺治年间，皇姑患病，太医们束手无策，武当道医曾和宗奉诏进宫，用武当秘制的"八宝紫金锭"为皇姑治愈疾病，得到皇帝封赏。

杨来旺：陕西白河县人。曾举孝廉，清同治初，来武当山拜全真龙门派何阳春为师，修道习医，由于他为陕西汉中抚台治病有验，抚台病愈来武当山紫霄宫坐镇三年，调运钱粮，修复武当山被兵战所毁宫殿，使武当山再次兴旺。

黄承元（1785－1876）：武当天合楼道士，性慈祥，甘淡泊。日以采药济世为事，治愈病人甚多。据传，光绪丙子年七月七日，有人见其负重物行驶如飞，顷刻羽化宫中，享年91岁。

徐本善：号伟樵，河南札县人，生于清咸丰元年，幼习儒业，聪明过人，及长入道，拜武当山龙门十四代传人王复渺为师，后为龙门派第十五代传人。徐本善光绪二十年为武当全山道长。1931年3月，贺龙等同志率红三军转战武当山，开辟武当山革命根据地，徐本善亲自率领道众迎接大军入住宫观，协助部队创办红三军后方医院，亲自配制武当道教医药秘方"刀枪金创散"以及武当山的其他方药，采集中草药供治伤病员使用，并安排徒弟梁合启、水合一及徒孙罗教佩协助红军治疗并护理伤病员，使大批伤病员很快康复，得返前线。徐本善为红三军所作的有益工作受到贺龙同志的高度评价。

黄清一（？-1900）：湖北均县人，清咸丰年初皈玄武山之天合楼。识药性，苦修炼，昼则入山采药，和丸济世；夜则如定洞中，清遣世虑。此外遂别无他事。后移居天仙岩，忽隐忽现。光绪庚子年（1990年）中秋节，无疾而化。

胡合贞：人们不知其名，皆呼之胡善女，修道后皆称"胡子爷"，偶遇小抄本得知其拜徐本善为师，老河口人，家为富豪。曾捐资老河口善书堂刻印《太上感应篇》《玄天上帝报恩经》行世。出家于武当山玉女峰仙姑洞，后建妙贤院，为人慈善，甘淡澹泊，以采药济世利人。光绪二十三年（1897年），见遇真宫破败，以针灸、药物为人治病而倡修，后为其主持，曾两次修庙，又复设学堂，学生80余人，后皆培养为有用之才。胡合贞为武当山唯一有文字记载的坤道道医。清末至民国期间，因振兴武当有功，为人们所广为赞颂。

刘理山：山东人，生卒年不祥。曾任西北军冯玉祥部少将旅长。1929年蒋冯之战后，他毅然弃官入道。在武当山麓朝阳洞三清殿任主持，勤俭募化，修复殿宇石房，设茶水施于过往行人。精通医术，常走乡入户为人治病分文不收。1944年游小南海，不返。

朱宇亮（1877-1961）：湖北随州人。幼家贫，随其母逃荒到武当山落户，13岁时到太和宫皇经堂学道。师傅见其聪明，诚实，并爱好武当道教医药，密授"武当山八宝紫金锭"之方，为其正宗传人。

罗教佩（1904-1967）：河南邓县人，幼读四书五经，精医术，有慕道之心。入武当山紫霄宫拜龙门派道人冷合斌为师。1931年，中国共产党领导的工农红军进驻紫霄宫时，他同道友水合一等精心医治红三军伤员。1953年贺龙因怀念武当道友，特地致电湖北省委统战部，询问武当道人情况，同年罗教佩被选为湖北省政协委员和中国道教协会理事。他生活朴素，为人治病常不收费，颇得群众称颂。

赵圆亮（1900-1987）：甘肃省河西人，年轻时在北京读书，适逢战乱，遂投笔从戎于西北军吉鸿昌部下的骑兵团当兵，擅长刀术，多次与日作战，因英勇善战荣升骑兵排长。吉鸿昌将军遇害后，投奔张自忠部下，在特务营侦察连任职。1940年5月16日，在南瓜店同日寇作战中，左臂被打断,侥幸未死,被送往宜昌治疗,宜昌沦陷时,转辗至郧阳。伤愈后,身已半残,甚是感慨。1941年出家,在武当山拜洪永寿为师,皈依龙门。因爱好医术、针灸,数年辛苦,得其师真传。新中国成立后广开方便之门,为民疗病分文不收。几十年治愈病人数千,名扬武当上下。1987年善终,享年87岁。

袁正道(1891-1981):字达三,号静声、证道居士,湖北房县西武当西岭人。清末入房县高等小学堂,后就读于郧阳师范学校。时民主革命风起云涌,袁正道深受启迪,遂矢志反清,参加辛亥武昌首义。

民国初年,以官费考入湖北政法专科学校,攻读法律。学成,因其出类拔萃,留校执教。后任临时法制院事务厅调查科主事。期间,结识董必武、施洋等革命志士,且与施洋同为京汉铁路总工会法律顾问。

民国十二年(1923年),"二七"惨案发生后,袁正道等大义凛然,反对帝国主义和军阀买办。共产党人施洋惨遭杀害,袁正道置个人安危而不顾,将施洋遗体收殓安葬,并遵董必武之嘱,护送施洋夫人赴北平交李大钊等同志安排照料。袁正道亦被吴佩孚下令通缉,经董必武同志筹划保护才幸免于难。

随后,袁正道走燕京,结识北京白云观高阳异人安纯如道长,安纯如道长将世传道家医术传给袁正道。袁正道利用回老家房县之机登临武当山再次学习道家医学,先后到北京、上海、河北、天津等地为人治病,名震津保。众患者称赞袁正道是安纯如道长的高名弟子,其按导医术是"武当真诣"中的正宗秘传。其间,袁正道悬壶济世,著书颇丰,尤以《脉经》《脉诀》《按摩学》造诣最深,尝语友人曰"是乃仁术耳"。后适迹沪滨,从事按导医术,凡四十余载,久享盛名。

1950年冬,董必武抵沪视察工作,怀旧情殷,曾派员探视,慰勉有加。袁正道坦荡,俭朴,治学严谨,医学著作颇丰。今存遗著有《按导医学》《中国生理学原理》《沪上医磅记》《内经浅释》《中国按摩学讲义》等,其生平事迹曾收录于《上海名医志》。袁正道生平致力医术,兼及国画,擅墨竹幽兰,尤得其妙。1981年3月3日,病逝于沪寓,享年90岁。

阮蓬志(1925—1991)道号仙境子,陕西省白河县人,1937年在武当太子坡出家。他是武当山著名道医,精通针灸疗法,数年顽疾他经常针到病除。他奉道坚定,始终如一,为人和善,常为朝山进香者治疗伤病,不取分文,经常进山采药,舍药救人不计其数,受到武当山山民、道友及广大民众爱戴,1984年武当道教协会选阮蓬志为会长,1991年去世后葬于武当山太子坡。

朱诚德:俗名朱林,河南南阳城关镇人,生于清光绪庚子二十六年(1890年)九月十八日,1939年在南阳玄妙观出家。为武当山龙门派三天门悟性丹功第二十四代传人,尽受其师金宇成真传,擅长武当龙门派三天门丹功修炼,用点穴按摩、针灸、自配药为人治病疗伤。朱诚德一生经历了种种磨难,但他从无怨言,始终坚持增功培德,助人行善。1988年朱诚德第二次应邀赴古都西安作三天门悟性丹功的表演，受到国内外到会专家的高度评价，同年湖北襄樊市邀请朱诚德前往作丹功表演，并为400多人治愈疑难杂病。朱老的足迹遍及大江南北数省市，为数以千计的患者疗伤医病。1989年应中国人民大学邀请，在北京作了十数天的健康咨询，他的高超医术和神奇丹功，令中国人民大学众多师生赞叹不已。著名科学家钱学森教授特地接见了这位深山修道之士，两位老人对人体生命科学和道教医药各自阐述了自己的观点，遂成共识，加深了友谊。九州大地藏龙卧虎，处处步步有神仙。朱诚德大师几十年的苦修，潜心悟道，得天地之灵气，悟道教医药学之精髓，创建出许多绝妙医技，无私地传授给其徒尚信德，由尚信德整理出武当道教医药的"四个一"疗法，即"一根针、一把草、一双手、一炉丹"，为人类健康留下非常宝贵的财富。

第二篇

武当道教医药所
收藏的古代文献鉴赏

第一章　武当道教医药

一、《十二剂方》

武当道教医药十二剂方，相传为晋陶弘景祖师所著，书中所用药物数十味，所述药方数十首，细读之与《伤寒论》频有渊源。但方中药物用量与当今悬殊太大，吾自愧才疏，难得其悟。只是将方中用药数量改为克与毫升。书中玄妙处留给后来大贤深究。此中所例诸方次序，命名之义，与天道有关。《淮南子》云："五脏六腑，此应十二月，而行阴阳。"十二方者，应十二月，而一方之内有大小之别，以应二十四气，十二方组中，除奇偶二剂以为纲宗，正变以见取舍，每组共得六方，十二组共合七十二方，为周天七十二候也。今仍以星官为命名者，乃沿汤液法之旧称尔。因是诸方之宗，故序于篇首。但具药味，其用如何？则散见方剂之内。

（一）四正方

北方子，真武汤，其气渗：茯苓、白术、桂枝、甘草。
南方午，朱雀汤，其气滋：阿胶、地黄、艾叶、干姜。
东方卯，青龙汤，其气散：麻黄、甘草、杏仁、桂枝。
西方酉，白虎汤，其气收：石膏、知母、粳米、甘草。

（二）八维方

东北寅，阳旦汤，其气温：桂枝、甘草、生姜、大枣。

西南申,阴旦汤,其气清:黄芩、白芍、生姜、大枣。

南东巳,腾蛇汤,其气泻:大黄、枳实、芒硝、厚朴。

北西亥,勾陈汤,其气补:人参、甘草、干姜、白术。

北东丑,咸池汤,其气滑:滑石、冬葵子、瞿麦、茯苓。

南西未,神后汤,其气涩:赤石脂、干姜、禹粮石、粳米。

东南辰,天阿汤(一名轩辕汤),其气宣:橘皮、半夏、桂枝、生姜。

西北戌,紫宫汤,其气重:龙骨、牡蛎、桂枝、甘草。

(三)方例

1.病在表者两剂:轻剂;宣剂。

(1)轻剂,轻可去闭,开营卫之气也,麻黄、细辛之属也,麻黄主解肺郁,开卫气,发汗止喘。细辛主咳逆,头痛脑动,百节拘挛,风湿痹痛,温中下气,破痰利水,开胸中,除喉痹齆鼻,风痫癫疾,下乳汁结。

小方,麻黄甘草汤,治皮水,其脉浮,身肿,按之没指,不恶风,其腹不鼓,当发其汗,治卒上气,喘息欲死。

麻黄、甘草炙各30g。

上2味,以水1250ml,煮取750ml,温服250ml,重覆取汗,不汗出再服,慎风寒。

急方,还魂汤,救卒死,客忤死。

麻黄60g,桂枝50g,甘草15g。

上3味,以水2000ml,煮取750ml,分令咽之。

专方(亦名正方),麻黄汤,治伤寒发热,头痛,身痛,腰痛,骨节痛,恶风,无汗而喘,脉浮紧者,青龙汤正方也。

麻黄30g,甘草15g,杏仁70枚,桂枝30g。

正加方,师传麻黄汤,疗上气咳嗽,喉中水鸡鸣,唾脓血腥臭。

麻黄60g,桂枝30g,炙甘草30g,杏仁30g,干姜50g。

上5味,以水1750ml,煮取525ml,温服175ml。

变加方,越肺汤(一名越婢汤)治一身悉肿,脉浮,不汗出而渴,无大热者。

麻黄100g,石膏125g,杏仁50枚,生姜50g(切),大枣15枚,炙甘草30g(方内杏仁补)。

上6味,以水1500ml,煮取750ml,分3服。治风水恶风,汗出而渴者,去杏仁加附子1枚炮。治皮水,一身面目悉肿,按之没指,腹如鼓,不满不渴,去杏仁,加白术62.5g。治肺肿,病人喘急,目如脱状,脉浮大者,去杏仁,加半夏125ml主之。

复方,《伤寒论》曰:太阳病得之八九日,如疟状,发热恶寒,热多寒少,其人不呕,清便自可,一日二三度发,面反有热色者,未欲解也,此其不得小汗出,身必痒,宜桂麻各半汤。

桂枝30g,芍药、生姜(切)、炙甘草、麻黄各15g,杏仁20枚,大枣4枚。

上7味,以水1250ml,煮取如法,去上沫,内诸药,煮取500ml,去滓,温服250ml,日再。

大方,大青龙汤,治伤寒表不解,心下有水气发热,干呕而咳,或渴或利,或小便不利,或噎,或少腹满而喘者。

(《伤寒论》名小青龙，今正之)。

麻黄、甘草、桂枝、干姜、芍药、细辛各50g，五味子、半夏各125g。

上8味，以水1200ml，煮取750ml，温服250ml。

缓方，太阳中风或伤寒，脉浮紧，发热恶寒，身体疼痛，不汗出而烦躁者，大越肺汤主之。

麻黄100g，桂枝、芍药、炙甘草、细辛、杏仁、生姜各50g，大枣12枚，石膏如鸡子大。

上9味，以水2250ml，煮取750ml，去滓，温服250ml，取微似汗佳。

通方：发汗后不可更行桂枝汤，汗出而喘，无大热者，可与麻黄杏仁甘草石膏汤，并治喘息，卒中风方。

麻黄60g，杏仁50枚，炙甘草30g，石膏125g。

上4味，以水1750ml，煮取500ml，去滓，温服250ml。

(2)宣剂，所谓宣可祛郁，调清浊，通经脉也，半夏干姜之属。半夏消胸膈心腹痰热满结，咳嗽上气，心下急痛坚痞，时呕逆。生姜主伤寒头痛鼻塞，咳逆上气，止呕吐，久服去臭气，通神明。

小方，小半夏汤，疗呕哕，心下悸，痞硬不能食，气噎不下食而呕吐。

半夏250g(洗)，生姜125g(去皮)。

上2味，以水1750ml，煮取375ml，去渣，分次服。

急方：半夏加茯汤，疗呕哕，心下痞硬煮，以膈间有水气，头眩悸。

半夏250g,生姜125g(去皮),茯苓50g。

上3味切,以水1750ml,煮取375ml,去滓,温分再服。

专方,通气汤,疗饮食噎不下,或呕涎沫,胸膈不理,脏腑所致,又治散发呕吐。

生姜10g,半夏250g,橘皮、桂心各50g。

上4味,以水2000ml,煮取625ml,分温3服。

正加方,若脐下悸,欲作奔豚,于通气汤加大枣12枚,生姜10g,半夏、橘皮、桂心各50g。

上5味,以水2000ml,煮取625ml,分温3服。

变加方,半夏厚朴汤,治胸内满,心下坚,咽中如炙脔,吐之不出,咽之不下。

生姜、半夏、茯苓各62.5g,炙厚朴50g,大枣12枚,苏叶30g。

上6味,以水1750ml,煮取625ml,分3服,相去如八九里。

复方,疗胸中痞塞气满,呕逆不下食,脚下气,脚下无力,或小便不利方。

桂皮、旋覆花各50g,生姜、茯苓各50g,苏叶15g,香豆豉250g,大枣12枚。

上七味,以水2000ml,煮取625ml,分3服,如人行八九里时。

大方,大半夏汤,疗胃反,不受食,食入即吐,又呕吐心下痞硬。

半夏500g洗,人参、生姜、桂皮各50g,大枣12枚,白蜜 250g。

上 6 味,以水 1750ml,煮取 625ml,去滓,次上火内蜜,更扬 50～200 下,煎 3～5 沸,温分 3 服。

缓方,茯苓白术汤,主胸中之痰结及饮癖结脐下,弦满呕逆不得食,亦主风水。

半夏、生姜、橘皮各 62.5g,桂心、细辛、白术、茯苓各 50g,炮附子 1 枚,当归 30g。

上 9 味,以水 2500ml,煮取 750ml,去滓,分 3 服。

通方,半夏汤,疗心腹虚冷,不下食,胸中冷。

半夏 250g(洗),生姜 250g,橘皮 62.5g。

上 3 味,以水 2500ml,煮取 750ml,分 3 服。若心下急及心痛者,加肉桂 62.5g,其腹内痛,内当归 62.5g,瘦弱老人服之佳。

2.治热者二剂:清剂,滋剂。

(1)清剂者,清可存阴,制亢阳也,黄芩、栀子之属也。黄芩主诸热黄疸,肠澼下利。栀子疗目赤热痛,心胸二肠大热,心中烦闷,胃中热。

小方,治肠中热,腹中引痛,大便黄糜,补方。

黄芩 50g,大枣 12 枚。

上 2 味,以水 1250ml,煮取 500ml,再服。

急方,治肠澼下痢,腹中强引痛,补方。

黄芩 50g,大枣 12 枚,芍药 30g。

上 3 味,以水 1250ml,煮取 500ml,分再服。

专方,治身热胸胁满,腹不痛,自下痢者,与黄芩汤,一名阴旦汤。

黄芩50g,甘草50g,芍药50g,大枣12枚。

上4味,以水1500ml,煮取750ml,温服250ml,日再夜1服。

正加方,黄芩汤,证而有呕者,加半夏125g,若干呕食臭者,加生姜37.5g。

变加方,栀子汤,主天行一二日,头痛壮热,心中热者。

栀子50g,豆豉250g,黄芩30g,葱白(切)250g,石膏62.5g,葛根62.5g。

上6味,以水1500ml,煮取650ml,分3服如行八九里。

复方,小柴胡汤,治伤寒中风五六日,往来寒热,胸胁苦满,默默不欲饮食,心烦喜呕,或胸中烦而不呕,或渴或腹中痛,或胁下痞坚硬,或心悸,小便不利,或不渴,外有微热或咳。

柴胡80g,黄芩、人参、炙甘草、生姜各30g,半夏125g,大枣20g。

上7味,以水3000ml,煮取1500ml,去滓,再煎减半,温服250ml,日3次。

大方,疗积年久患热风方。

羚羊角屑、葛根、栀子各100g,豆豉250g,黄芩、干姜、芍药各50g,鼠尾草30g。

上8味,以水1750ml,煮取625ml,分再服。

缓方,柴胡桂枝汤,治伤寒六七日,发热微恶寒,关节烦疼,微呕,心下支结,外证未去者,又治心腹卒急痛。

柴胡90g,黄芩、人参各25g,半夏100g,甘草15g

(炙)、桂枝、芍药、生姜各40g,大枣6枚。

上9味,以水1750ml,煮取750ml,温服250ml。

通方,栀子豉枳实大黄汤,疗酒瘅者,心中懊侬,或热痛。又大病瘥后,劳复者,栀子豆枳实汤主之,有宿食者,加大黄主之。

栀子10枚,香豆豉250g,枳实半枚,大黄15g。

上4味,以水1500ml,煮取500ml,温服175ml许。

(2)滋剂,滋可已燥,调血脉也,阿胶生地黄之属是也。阿胶主心腹内崩劳极,洒洒如疟,腰腹痛,四肢酸痛,女子下血,安胎。生地黄治折跌,绝筋伤中,逐血痹,填骨髓,长肌肉。

小方,小胶艾汤,疗吐血衄血,妇人伤胎去血,腹痛。

阿胶30g,炙艾叶30g。

上2味,以水1250ml,煮取625ml,分3服。

急方,治卒尔吐血衄血,心胸烦满喘气者。

阿胶30g,艾叶30g,干姜30g。

上3味,以水1250ml,煮取500ml,温服250ml。

专方,小朱雀汤,治丈夫从高坠下,伤五脏,微者唾血,甚者吐血,及金创伤绝崩中,疗妇人产后崩中伤,下血过多,虚喘,腹中绞痛,下血不止,服之悉愈。

阿胶、干姜各30g,艾叶、地黄各50g。

上4味,以水2000ml,煮取750ml,去滓,入胶令烊,分2服,羸人3服。

正加方,柏叶汤,治吐血,内崩上气,面如土方。

干姜、阿胶、柏叶各30g,艾叶15g,马通汁250ml。

上5味,以水1250ml,煮取250ml,内马通汁及胶,待胶烊尽顿服。

又方,疗妊娠二三月至八九月,胎动不安,腰痛,已有所见方。

阿胶、艾叶各50g,川芎、当归各30g,甘草22.5g。

上5味,以水2000ml,煮取750ml,分3服。

变加方,伏龙肝汤,主吐血衄血。

伏龙肝125g,干地黄、干姜、牛膝各30g,阿胶、甘草(炙)各50g。

上6味,以水2500ml,煮5味取750ml,去滓,内胶,更上火令胶烊已,分3服。

复方,治下血日久不止者,其人瘦弱,面无华色,身热恶寒,心中动悸,虚烦不得眠,或少腹痞满,小便不利,大便鸭溏,身浮肿,黄土汤主之。

伏龙肝125g,炙甘草、干地黄、白术、炮附子、阿胶、黄芩各30g。

上7味,以水2500ml,煮伏龙肝至2000ml,去滓,内5味药,煮取750ml,复去滓,后下胶令烊,分温再服,日2次。

缓方,炙甘草汤,治虚劳不定,汗出而闷,脉促结,行动如常,不出百日死,危急者20日死。

炙草、桂枝、生姜各50g,生地250g(切),大枣30枚,麻仁125g,阿胶、人参各30g。

上9味,以清酒1750ml,水2000ml,煮取1500ml,每服

500ml，日 3 服。

大方，大胶艾汤，主男子伤绝，或高坠下，伤五脏，微者呕血，甚者吐血，及金创经内绝方。此方正主妇人产后崩中，伤下血多，虚喘欲死，腹痛血不止者，服之甚良。

阿胶、艾叶、芍药、干地黄各 50g，干姜、当归、炙甘草、川芎各 30g。

上 8 味，以水 2000ml，煮取 750ml，去滓，内胶令烊，分再服，羸人 3 服。

通方，柏皮汤，疗热病久下痢脓血，心中烦不得卧。

阿胶 30g，栀子 20 枚，黄连、黄柏各 50g。

上 4 味，以水 1500ml，煮取 750ml，分 3 服。

3.病属实证者二剂，邪气盛则实也：滑剂；泻剂。此二剂者，但列方之目次大小，不同他例，以五脏自禀不同耳。

（1）滑剂者，所谓滑可祛着，以祛脏腑积滞之气也。

肝著，旋覆花汤主之，常欲蹈其胸上，先未苦时，但欲饮热。

旋覆花 50g，葱叶 14 茎，新绛少许。

上 3 味，以水 750ml，煮取 250ml，顿服。

中恶客忤垂死者，华佗疗中恶客忤短气垂死者，韭根汤主之。

韭根 50g，乌梅 10 枚，茱萸 125g。

上 3 味，以劳水 2500ml 煮之，内病人栉于中，煮 3 沸，栉浮者生，沉者死，取得 750ml，分 3 服。

心下痞，诸逆，心悬痛，桂枝生姜枳实汤主之。

上3味，以水1500ml，煮取750ml，分3服。

胸痹之为病，喘息咳唾，胸背痛，寸口脉沉迟，关上小紧数，瓜蒌薤白白酒汤主之。

瓜蒌实1枚捣，薤白125g，白酒1750ml。

上3味同煮，取500ml，分温再服。

肾著之为病，其腰以下冷痛，腰重如带五千钱，肾著汤主之。

茯苓、干姜、炙甘草各50g。

上3味，以水1250ml，煮750ml，分温3服，腰中即温。

跌仆瘀血在内者，桃仁大黄桂心汤主之。

桃仁60枚（打），大黄100g，桂心30g。

上3味，以水1250ml，煮取500ml，分温3服。

腹中痛而闭者，厚朴三物汤下之则愈。

厚朴120g，大黄62.5g，枳实5枚。

上3味，以水2750ml，先煮枳朴二味，得1250ml，次内大黄煮得750ml，服250ml，得利则止。

治大小便关格不通，咸池汤主之。

滑石、葵子、茯苓各30g。

上3味，以甘澜水1250ml，煮取250ml，顿服。

（2）泻剂，所谓泻可去盛，邪气盛者，是脏腑失调，有余之气也。以下诸方，抄自陶弘景《五脏用药法要》。

泻肝汤，疗肝气实，善怒，两胁下痛，痛引少腹，气逆则耳聋颊肿。

芍药、枳实各50g，生姜30g，炙甘草30g。

上4味,以水1000ml,煮取500ml,分再服,耳聋颊肿,加大黄、黄芩各15g,即大汤也,水则倍之,煮如上法。

泻心汤,疗心气实,心下坚痞,惊悸不定,甚则吐血衄血,口舌生疮。

黄连、黄芩各50g,大黄、芍药各30g。

上4味,以水1000ml,煮取500ml,分再服。口舌生疮者,加干姜、甘草各30g,水则倍之,服如上法,即大汤也。

泻脾汤,疗脾气实,身重善饥,肌肉萎,甚则足痿不收,行善瘛疭,脚下痛。

炙厚朴、干姜各50g,黄芩30g,甘草30g。

上4味,以水1000ml,煮取500ml,分4服。若足不收,脚痛者加大黄、枳实各30g,水则倍之,煮服如上法,即大汤也。

泻肺汤,疗肺气实,咳喘上气,凭胸仰息,甚则汗出憎风,口苦咽干。按末八字当作"腹满便难,口渴咽干"。

葶苈子(熬黑打如泥)、大黄各50g,枳实、干姜各50g。

上4味,以水1000ml,煮取750ml,分3服。其汗出憎风,口苦咽干者,加炙黄芩、甘草各30g,水则倍之,煮服如上法,即为大汤也。

泻肾汤,疗肾气实,小腹胀满,小便不利,或溺下血,甚则腰痛,不可俯仰。

茯苓、炙甘草各50g,黄芩、大黄各50g。

上4味,煮如上法。其腰痛不可俯仰者,加干姜、炒枳实各30g,则为大汤也。

泻心包汤,疗心包积热,身烦热,心中懊𢙐,不得眠,或少气,或呕吐,或心下窒痛者,补方也。

栀子20枚,香豆豉250g,炙甘草30g,生姜(切)30g。

上4味,以水1000ml,煮取500ml,分再服。若心下坚而窒痛,加枳实、大黄各30g,并主赤白带下,水则倍之,煮如上法,即为大汤也。

(四)阴综

1.病在里者二剂:收剂;重剂。

(1)收剂,所谓收可止耗,敛魂魄也,石膏酸枣之属。石膏主中风寒热,心下气滞,口干舌焦,不能息,大汗出。酸枣主心烦不得眠,脐上下痛,心转久曳,虚汗烦渴。

小方,治发热而渴者,补方。

石膏125g,知母50g。

上二味,以水煮取500ml,分再服。

急方,补。

石膏125g(打),知母50g,甘草50g。

上3味,以水1500ml,煮取500ml,分再服。

专方,白虎汤,治一身大热,烦渴,大汗出,每饮水数升,脉洪大者。

石膏打250g,知母100g,炙甘草50g,粳米12.5g。

以水3000ml,煮米熟讫,去米,次内诸药,煮取500ml,分作3服。

正加方,太阳中热渴者,其人汗出恶寒而渴,上方加人参50g,名白虎加人参汤,煮如上法。

变加方,知母鳖甲汤,疗温疟壮热,不能食。

石膏（打）62g,竹叶 250g,知母、灸鳖甲、地骨皮各 50g,常山 30g。

上 6 味,以水 1750ml,煮取 750ml,分 3 服。

复方,竹叶石膏汤,治虚羸少气,烦热不息,口干渴,或干呕。

石膏（打）250g,竹叶 50g,半夏 125g,人参 30g,甘草 30g,麦门冬 250g,粳米 125g。

上 7 味,以水 2500ml,煮取 750ml,温服 250ml,日三夜一。

大方,治虚劳汗出不得眠方。

石膏（煅）62g,酸枣仁（打）75g,知母、桂枝、生姜、甘草各 30g,茯苓、人参各 15g。

上 8 味,以水 2250ml,煮取 750ml,温服 250ml,日 3 服。

通方,常山汤,救疗一切疟。经云：夏伤暑,秋病疟,故列入此。

石膏（打）12.5g,竹叶 15g,糯米 100 粒,常山 50g。

以水 2000ml,明旦欲服,今晚纳铜器中,置星月下高净处,横一刀子于其上,向明取药,于病人房门前,缓火煮取 750ml,分 3 服,日出一,临发一,若即定,不需后服。取药滓、石膏置心上,余 50ml 置左右手足心,甚效。

（2）重剂,所谓重可止怯,宁神志也,牡蛎、龙骨之属是也。牡蛎疗虚热去来不定,烦满汗出,心痛气结,止渴去老血,疗先天或药物伤损,惊狂烦躁,幻觉不眠。龙骨疗小儿大小惊狂癫痫狂走,治烦惊失精,止衰脱。

小方,治烦热汗出,腹动悸,补方也。

煅牡蛎、煅龙骨各 50g。

上 2 味,以水 750ml,煮取 500ml,再服。

急方:治凡吐下后,腹中气上冲,烦热不安,不胜动转方。

煅牡蛎、煅龙骨各 50g,桂枝 15g。

上 3 味,以水 1250ml,煮取 600ml,温服 200ml,日 3 服。

正方,紫宫汤,疗火逆,下之或因烧针烦躁者,治阴虚自汗出,心腹动悸不安者。

煅牡蛎、煅龙骨、炙甘草各 50g,桂枝 15g。

上 4 味,以水 1500ml,煮取 600ml,温服 200ml,日 3 服。

正加方,治身烦热汗出口渴,心腹动悸,脉促结方,即与正方内加生地黄 50g,水煎服,服法如上方。

变加方,病寒热汗出,口舌干燥,脉有结止者,此素有瘀血在内也,化为风热,其气上冲,胸中气潝,时或心中急痛,常自头目眩晕,善忘善怒,久发暴厥,名曰中风,则卒然而仆,生死转侧候也,此汤主之。

煅牡蛎、煅龙骨、炙甘草各 50g,生地 50g,射干 50g,川芎 30g。

上六味,以水 1750ml,煮取 500ml,分再服。

复方,伤寒脉浮,医以火迫劫之,汗必亡阳,惊狂,起卧不安桂枝去芍药加龙牡蜀漆救逆汤主之,并治癫痫效。

桂枝 50g,炙甘草 50g,生姜 50g,蜀漆(洗去腥)50g,大枣 12 枚,牡蛎 75g,龙骨 62g。

上 7 味,以水 2000ml,先煮蜀漆减 1500ml,次内诸药煮取 750ml,去滓,温服 250ml。

大方,师传龙骨汤,疗宿惊失态,忽忽喜忘,悲伤不乐,阳气不起方。

龙骨、茯苓、桂心、远志各 30g,麦门冬 30g,煅牡蛎、炙甘草各 50g,生姜 60g。

上 8 味,以水 1750ml,煮取 500ml,分 2 服。

缓方,伤寒八九日,下之,胸满烦惊,反复转侧,起卧不安,谵语,小便不利,柴胡加龙骨牡蛎汤主之(据经验,治疯狂效)。

柴胡 62g,黄芩、生姜、龙骨、牡蛎各 25g,半夏 125g,大枣 12 枚,大黄 30g,茯苓 50g。

上 9 味,以水 3000ml,煮取 1500ml,温服 500ml,日 3 服令尽。

通方,治胸腹动悸,若有所著,头目眩晕,行动不自持方,补方也。

煅牡蛎、龙骨各 50g,射干、川芎各 50g。

2.病属寒者二剂:温剂;渗剂。

(1)温剂者,所谓温可扶阳,以却阴翳之气也,桂心、吴萸之属是也。桂利肝肾气,主寒热,诸冷疾,通十二经,宣百药,已冲逆,止汗出。吴茱萸去冷痰,腹内疠痛,诸冷,食不消,中恶,心腹痛,逆气,利五脏。

小方,治汗出过多后,其人心中悸,叉手自冒心,欲按者。

桂枝 60g,甘草 30g。

上 2 味,以水 1500ml,煮取 500ml,顿服。

急方,治心中悸而痞,欲呕者,补方也。

桂枝 60g,炙甘草、生姜各 50g。

上 3 味,以水 500ml,煮取 250ml,顿服之。

专方,阳旦汤也,仲景名桂枝去芍药汤,治太阳病下后,脉促,胸满者。张师疗中风、汗出、干呕。补曰:阳虚之人,外则营卫不谐,自汗出,每怯风寒,内则胃气衰冷,不胜凉硬饮食方。

桂枝 50g、炙甘草 30g,生姜 30g,太枣 12 枚。

上 4 味,以水 1500ml,煮至 750ml,去滓,每服 250ml,日 3 服。

正加方,若发热,脉浮缓,自汗出,鼻鸣,干呕,恶风者,名曰中风,上方加芍药 50g,为桂枝汤主之。

变加方,小建中汤,治虚劳里急,悸衄,腹中痛,梦失精,四肢酸痛,手足烦热,咽干燥。

桂枝 50g,炙甘草 50g,芍药 100g,生姜 50g,大枣 12 枚,胶饴 250g。

上 6 味,以水 1750ml,煮取 500ml,去滓,内饴,更上火消解,温服 250ml,日 3 服。

复方,吴茱萸汤,治胸中积冷,心嘈烦,满汪洋,不下饮食,心胸膺背痛。

吴茱萸 50g,半夏 62g,人参、桂心各 50g,甘草 15g,生姜 75g,大枣 20 枚。

上 7 味,以水 2000ml,煮取 750ml,去滓,分 3 服,日 3 次。

大方,大建中汤,治虚劳寒癖,饮在胁下,决决然有声,饮已如从一边下,决决然也,有头足冲皮起,引两乳内痛,里急善梦,失精,气短,目恍恍惚惚。

蜀椒 50g,半夏 250g,生姜 250g,炙甘草 30g,人参 50g,桂心、芍药各 50g,饴糖 250g。

上 8 味,以水 2500ml,煮取 750ml,去滓,内饴令烊,服 175ml。

缓方,姜椒汤,治胸中聚痰饮,饮食减少,胃气不足,咳逆呕吐方。

姜汁 175ml,蜀椒 22g,桂心、附子、甘草各 15g,橘皮、桔梗、茯苓各 30g,半夏 50g。

上 9 味,以水 2250ml,煮取 625ml,去滓,内姜汁,重煎,取 500ml,分 3 服。

通方,四逆汤,治呕吐清冷,下利完谷,脉微细,四肢厥冷方。

干姜 50g,附子 1 枚,炙甘草 30g,人参 30g。

上四味,以水 750ml,煮至 300ml,再服。

(2)渗剂,所谓渗可祛湿,以兴意志也,茯苓术之属是也。茯苓利小便,止心悸,消渴,好睡,大腹淋沥,膈中痰水,水肿淋结,伐肾邪。术主风寒湿痹,消痰水,逐皮间风水,结肿,除心下急满。

小方,主口渴小便不利,补方也。

茯苓 60g,甘草 30g。

上 2 味,以水 750ml,煮取 250ml,顿服。

急方,主口渴,小便不利,心下动悸,振振然不自持,补方。

茯苓 60g,甘草 30g,桂枝 30g。

上 3 味,以水 1000ml,煮取 250ml,顿服。

专方,小真武汤,治小便不利,留饮伏饮,发则心胁胀满,气上冲胸,起则头眩,悉主之方。

茯苓 60g,桂枝 50g,炙甘草、白术各 30g。

上 4 味,以水 1500ml,煮取 750ml,分 3 服。

正加方,五苓散,伤寒或内伤,脉浮,小便不利,微热消渴者,此方主之。

茯苓、猪苓、白术各 30g,泽泻 25g,桂枝 7g。

上 5 味,共为散,每服 5g,日 3 次,白饮下,多饮暖水,取汗。

变加方,桂枝加茯苓术汤,《伤寒论》云:服桂枝汤,或下之,仍头项强痛,翕翕发热,无汗,心下满,微痛,小便不利者,桂加茯苓术汤主之。

桂枝 50g,炙甘草 30g,生姜 30g,大枣 12 枚,茯苓、白术各 50g。

上 6 味,以水 1750ml,煮取 1250ml,温分 3 服。

复方,茯苓泽泻汤,治消渴脉绝,胃反吐食,渴欲饮水者。

茯苓 125g,泽泻 62g,炙甘草 15g,桂枝 30g,白术 50g,生姜 62g,小麦 75g。

上 7 味,以水 2500ml,先煮小麦,取 1250ml,去滓后,内诸药,再煮取 500ml,温服 200ml,日 3 服。

大方,大真武汤,《伤寒论》云:小阴病二三日不已,至四五日,腹痛,小便不利,四肢沉重疼痛且下利者,此为有水气,其人或咳或小便利呕主此汤。

茯苓50g,芍药、生姜各50g,白术30g,附子2枚(炮)、细辛、五味子各15g,甘草50g(炙)。

上8味,以水2000ml,煮取1500ml,去滓,温服175ml,日3服。

缓方:白术茯苓汤,主胸中结痰,饮癖在脐下,弦满呕逆不得食,亦主风水。

白术75g,茯苓50g,橘皮、当归、炮附子各30g,生姜、半夏、桂心、人参各62g。

上9味,以水2500ml,煮取750ml,分3服。

通方,甘草附子汤,治风湿,骨节疼烦,掣痛,得不屈伸,近之则痛剧,汗出短气,小便不利,恶风,不欲去衣,或身微肿,或一身流肿者。

桂枝62g,炙甘草、白术各30g,附子1枚(炮)。

上4味,以水1500ml,煮取750ml,去滓,温服250ml,日3服。初服得微汗则解,能食,汗出复烦者,服125ml。

3.病属于虚者二剂:补剂;涩剂。

(1)补剂,补可已弱,弱虚也。经云:精气夺则虚。此等诸方,因五脏所管不同,故只列大小,不列他等类名也。

补肝汤,治肝气不足,胁下满,筋急,不得叹息,四肢厥冷,疝瘕上呛心,心腹中痛,两目不明方。

桂心50g,细辛30g,小麦125g,炙甘草30g,炮乌头4枚,防风、蕤仁、茯苓各30g,大枣24枚,皂矾15g。

上10味,以水2500ml,煮取1250ml,分3服。前5味共为小汤,疗肝气不足,两胁下痛,痛连少腹,善恐,目恍恍无所见,耳有所闻,心澹澹然,如人将捕之,水法则半数可也。

补心汤,治心气不足,多汗,心烦,独语多梦,不自觉,咽喉痛,时吐血,舌本强,水浆不通。

麦门冬 50g,人参、茯苓、桂心、甘草(炙)、紫菀各 30g,秫米 150g,大枣 3 枚,紫石英 12g。

上 9 味,以水 2500ml,煮取 600ml,弱人 3 取,强人再服。

补脾汤,治脾气不足,不欲食,食留腹中,或上或下,烦闷欲吐,吐已即胀满不消,噫气腥臭,发热,四肢肿而苦下身重,不能自胜方。

大枣 100 枚,麻子仁 75g,干姜、炙甘草、白术各 30g,桑白皮、黄连、禹粮石各 30g。

上 8 味,以水 2500ml,煮取 1250ml,去滓,得 725ml,日 1 服,3 日令尽。前五味即小汤,治脾病善饥,腹满肠鸣,飧泻,食不化,水则减半可也。

补肺汤,治肺气不足,逆满上气,咽喉闷塞短气,寒从背起,口如含霜雪,语言失声,甚者吐血方。

五味子 50g,麦门冬 250g,粳米 75 g,桑根白皮 250g,干姜 30g,款冬花 15g,桂心 30g,大枣 24 枚,钟乳石 50g。

上 9 味,以水 2500ml,先煮大枣、桑皮、粳米 5 沸后,内诸药,取 750ml,分 3 服。前五味即小汤,水则用大汤之半可也,治少气不足息者。

补肾汤,治肾气不足,心中悒悒而乱,目视恍恍,心悬少气,阳气不足,耳聋,目前如星火,消渴,疽痔,一身悉痒,骨中痛,少腹拘急,乏气,咽干,唾如胶,颜色黑方。

玄参 30g,牡丹皮 50g,大豆 50g,五味子 30g,炙甘草 30g,附子(炮)1 枚,防风、桂枝、生姜、磁石各 30g。

上 10 味,以水 3000ml,铜器内扬 200 遍,内药煮取 1500ml,去滓,更重煎得 700ml,分 3 服。

五补汤,主五脏虚竭,短气,咳逆,伤损,郁郁不足,下气,通精液。

麦门冬、小麦、粳米、地骨皮、薤白、人参、五味子、桂心、炙甘草各 30g,生(姜)切 125g。

上 10 味,以水 3000ml,煮取 750ml,分 3 服,口干,先煮竹叶 15g,减 250ml,内药中。

(2)涩剂,所谓涩可止脱,以葆精气之也,石脂、龙骨之属是也。诸脱之救以生死旦夕,故皆急方也。

血脱,血脱者色白,天然不泽,其人或从金疮,或从跌损,或从内衄出血不止,妇人产后崩中,起死人方。

羊肉 250g,当归、干姜各 75g。

上 3 味,以水 2000ml,煮取 750ml 讫,别捣生地黄 500g,取其汁,将上汤共煮至 1000ml,温服 250ml,1 日夜尽之,神良。

脉脱,脉脱者,其脉空虚,通脉四逆汤主之。

炙甘草 30g,附子大者 1 枚,干姜 60g。

上 3 味,以水 750ml,煮取 300ml,分再服。脉不出者,加人参 30g。

洞下完谷,入而即出,或下利便脓血不止者,桃花汤主之。

赤石脂250g,干姜50g,粳米250g。

上3味,以水1750ml,同煮,待米熟去滓,更纳石脂末方寸匕,温服175ml,日3服。

津脱,津脱者,腠开,汗大泻。

麻黄根、黄芪各30g,小麦250g。

上3味,以水1500ml,煮取500ml,分再服。

精脱,精脱者,耳聋,韭子汤主之。

韭子250g,煅龙骨50g,赤石脂50g。

上3味,以水750ml,煮取375ml,分3服。

气脱,气脱者,目不明,补方。

人参、桂心各30g,栗仁3枚。

上三味,以水1250ml,煮取500ml,每服250ml。

津脱、液脱者,骨属屈伸不利,脑髓消,皮肤枯,补方。

石蜜、阿胶、附子各50g。

上3味,以水1250ml,煮取750ml,去滓,内胶烊已,再服。

魂脱,目不瞑,识如醉,补方。

萸肉50g,苦酒500ml,细辛30g。

用苦酒煮2味,得250ml,顿服,频作之。

魂脱,息如奔,形如狂,补方。

桂心50g,细辛30g,鸡子白3枚。

以是750ml,煮桂细辛得250ml,待稍冷,内入鸡子白,搅令相得,顿服。

神脱,语无伦,形无觉。

人参50g,炙甘草、五味子各30g(饴糖30g)。

上3味，以水750ml，煮取250ml，顿服。

按《神农本草经》云："本经志药三百六十五种，以合周天届年之数，类分三品，各百二十，上品是养生延年药，中品是遏病补羸药，下品是辟邪破积药。"此云者，殆单指药性而言。陶隐居《用药法要》云："昔伊尹依《神农本草经》撰《汤液经》三十卷，方分三部，上部是服食颐养方，中部是祛疾疗病方，下部是外创痈疽等方。每部凡百二十首，共合三百六十首，亦应周天之数也。"《道经》云："人法地，地法天，天法道，道法自然。""夫日月相推，寒暑往还，四时行，万品章，天人之际，其为数也，抑何微哉！汤液经法，久称湮亡，而《素问》《灵枢》在，是其规矩、准绳未失也。《玉函》《千金》《肘后》《外台》在，而其迹象、声容仍存也。藉藏内府，非求草野，坏失而范在，兔脱而蹄留，乃亡而未亡也。余酷嗜此道，尝技四十余年，依大易之数，筹算综归，得方一百二十，用药亦一百二十，知《汤液经》三之一欤，稿凡八修，功耗二稔，引据必系壁文，补亡何妨冬宫？若谓可覆一瓴。耳顺之岁，风过籁息，久修净业，人我已忘，则何尤焉。是谓之跋。"

二、汤液经法十二神方

（一）四正方

东方卯，其气散，其宿角亢氐房心尾箕，合75度，应于春，其神色芒，其兽青龙。

小青龙汤治一身尽疼痛，无汗而喘。

麻黄50g，桂枝30g，杏仁70枚，甘草30g。

大青龙汤治作寒发汗已，表不解，心下有水气，其人干呕发热而咳，或渴，或利，或噎，或小便利，少腹满期而喘头痛者。

麻黄50g，桂枝50g，五味子62g，干姜50g，半夏62g，细辛30g，甘草30g，芍药15g。

西方酉，其气收，其宿奎娄胃昂毕嘴参，合80度，应于秋，其神蓐收，其兽白虎。

小白虎汤治伤寒发热汗自出，口渴，口舌干燥欲饮水者。

石膏250g，知母30g，甘草30g，粳米150g。

大白虎汤治伤寒表解后，虚弱少气自汗出，气逆欲吐，凡病虚弱自汗，少气而咳，口舌干渴者。

石膏250g，麦门冬250g，甘草30g，粳米125g，竹叶15g，半夏125g，人参30g，生姜30g。

北方子，其气渗，其宿斗牛女虚危室壁，合98度，应于冬，其神玄冥，其兽玄武。

小玄武汤治短气小便不利，此积饮也，其人腹动悸，目眩身重。

茯苓62g，桂心50g，白术50g，甘草30g。

大玄武汤病者脉微身倦，腹痛，小便不利，四肢重痛疼，自下利者，此为有水气。

茯苓62g，桂心50g，白术30g，附子1枚（炮），干姜30g，芍药30g，甘草30g，大枣12枚。

南方午，其气滋，其宿井鬼柳星张翼轸，凡120度，应于夏，其神祝融，其兽朱雀。

小朱鸟汤治精血虚少，脉微细，其人烦热不得卧，或吐血下血者。

黄连 30g，黄芩 15g，栀子 20 枚，阿胶 5g。

大朱雀汤治吐衄下血，烦热不安，或腹中痛方。

伏龙肝 125g，黄芩 15g，阿胶 5g，芍药 30g，栀子 12 枚，干姜 30g，生地 30g，甘草 30g。

右东北西南四正方。

(二)八维方

东北寅，其气温，日出之方也，男生于寅，故曰生门，寅动也。

小阳旦汤治阳虚者能热不能寒，虚寒心痛。

桂心 30g，生姜 30g，大枣 12 枚，饴糖 125g。

大阳旦汤虚劳里急，诸不足，气力乏少，腹中冷痛，自汗而烦。

桂心 30g，大枣 12 枚，生姜 50g，芍药 50g，黄芪 50g，人参 50g，甘草 50g，饴糖 250g。

西南申，其气清，月之所出，女子生于申，阴气始启，魄户也，申呻也。

小阴旦汤治阴虚者，能冬不能夏，发热而利，腹中疼，肠中热则便黄糜。

黄芩 50g，苦酒、甘草各 30g，大枣 12 枚。

大阴旦汤积热在内，胸满腹痛，时寒热如疟，作呕不欲食方。

黄芩 50g，芍药、甘草各 30g，大枣 12 枚，柴胡 50g，半夏 125g，生姜 30g，苦酒 125g。

东南辰，其气宣，帝之阙也，以朝百神，天之门也。辰振也，一名天阿。

小天阿汤治心下坚,胸中满,咽中帖如有炙脔,吐之不出,咽之不下。

生姜 75g,粳米 250g,厚朴 50g,茯苓 30g。

大天阿汤治前证素或小便不通,舌上苔白如粉露,咽中干涩而喜呕,胸胁坚满,背上楚楚者方。

生姜 75g,半夏 125g,厚朴 50g,茯苓 30g,橘皮 30g,苏叶 30g,枳实 30g,甘草 30g。

西北戌,其气重,地之户也,阳气下潜,光明隐,夜已深,戌息也。

小紫宫汤治心中动悸,惊悸不安,精神恍惚方。

桂枝 50g,甘草 30g,龙骨(烧)30g,牡蛎 30g。

大紫宫汤疗宿惊失志,忽忽喜忘,悲伤不乐,阳气不起方。

茯苓、桂心各 15g,麦门冬 30g,牡蛎(烧)、甘草(炙)各 50g,半夏 15g,生姜 60g,龙骨 30g。

南东巳,其气泄,阳气已极,阴精下降,大雨时行,巳已也。

小腾蛇汤治身热汗出,气盛腹满大便不利者。

大黄 60g,厚朴 125g,枳实 5 枚,芒硝 75g。

大腾蛇汤发热十日,脉浮而数,不大便,饮食如故。

厚朴 125g,甘草 50g,大黄 50g,大枣 12 枚,枳实 5 枚,桂枝 30g,生姜 75g,芒硝 75g。

北东丑,其气滑,阴极转阳之位也,为帝之池厕也,转水饮,除积秽,丑纽也。

小咸池汤治小便不利,渴而胃反者。

生姜 50g，茯苓 125g，桂枝 30g，甘草 30g。

大咸池汤治水气溃入胃，头眩晕，贸贸然，心中悸，时呕吐，或头面一身浮肿，此名气水。

茯苓 125g，桂心 30g，生姜 50g，甘草（炙）30g，泽泻 62.5g，白术 30g，猪苓 30g，小麦 250g。

南西未，其气涩，固水谷之气也，未味也，五谷成熟之时也。

小神后汤治下利完谷者。

赤石脂 125g，干姜 30g，白术 30g，粳米 125g。

大神后汤治完谷不化，腹满消瘦，四肢冷者方。

赤石脂 125g，干姜 50g，白术 30g，粳米 125g，禹粮石 50g，附子炮 1 枚，人参 30g，大枣 12 枚。

北西亥，其气补，勾陈帝后之宫室也。亥阁也，深闭密藏地也。

小勾陈汤治吐利虚痞，喜唾方。

人参、干姜、炙甘草各 50g，大枣 50 枚。

大勾陈汤治下利呕吐，心下痞满，腹中雷鸣痛方。

人参、炙甘草、生姜各 50g，半夏半升，黄连、黄芩各 30g，大枣 12 枚，干姜 30g。

上十二小汤为正局，十二大汤为变局。正局者邪气多实，变局者邪气多虚。共为二十四方，用药四十二味。

又药对者十二。麻黄对石膏，桂枝对黄芩，黄连对附子，知母对茯苓，白术对大枣，人参对枳实，生姜对半夏，竹叶对细辛。

上《汤液经法十二神方》

(三)《伤寒论》探玄

是书理事兼备,体用并举。为医者不谙此书,则终身无由矣。观看近年出土文物,《五十二病方》与《内经》十三方,皆组剂简陋,仅为医方之基础尔。及乎沙流、武威文物医简,载方法度已扩,然与《伤寒论》相比,谱瓦砾与金丹也。《伤寒论》方,精湛有序,深奥入微,变如盘珠,准如绳墨,斯真至人之作也。万世之下,少能驾其上者,鸾凤之仪,美无与待。

三、张仲景《五神方》

1.东方木帝,其神勾芒,其主蚕,其方通治诸痉病。

天麻、防风、天虫各等份,共为细末,每以黄酒送10g。

主治:破伤风,产后风,小儿脐风,痉咳,顿咳,喘,腰臀,疼痛,闪腰,癫痫,脑痉挛。

2.南方火帝,其神祝融,其主扑灯蛾(土元之雄也),其方通治诸瘀病。

大黄、干漆各30g,土元10个,以酒煮半日,捣为丸,如桐子大,每服3丸。

主治:诸血伤骨,内痛,产后瘀血诸症,中风后遗症,一切诸瘀,内有干血,经痛,经闭,产后不见月经。

3.中央黄帝,其神黄龙,其主土龙,其方通治诸痹。

苍术、地龙(土炒)、川乌各等份,共为细末,蜜丸如弹子,每服2丸,黄酒送下。

主治:臂痛,腿痛,关节痛等。

4.西方金帝,其神蓐收,其主蜂,其方通治诸瘰(结核)内痛。

浮黄蜡 30g,明矾 30g(研),雄黄 10g(研),将蜡熔化、入矾,雄黄拌匀为丸,绿豆大,每服 60~70 丸,开水送下,若服后呕者,嚼食大葱 1 根即不呕。日 3 服。3 日后,日 1 服。朱砂为衣更效,外科圣药哉。又作陀僧丸,即上方加陀僧。作膏外敷,可治肝炎。

5.北方水帝,其神玄冥,其主蛙,其方治一切水。

蟾蜍 1 只,砂仁 15g,将砂仁塞入蛙腹,泥裹共焙。去泥,加五苓散 30g,共为细末。黄酒送服。

四、《武当秘传二十八宿药》

武当道教流传二十八宿药,甚是有所谓,故整订之,述之如下:

东方七宿为青龙,皆能发汗,麻黄为主。

角木蛟:麻黄

亢金龙:葛根

氐土貉:防风

房日兔:桂

心月狐:细辛

尾火虎:柽柳

箕水豹:浮萍

北方七宿为玄武,皆可利痰水,白术为主。

斗木獬:术

牛金牛:车前子

女土蝠:半夏

虚日鼠:茯苓

危月燕:防己

室火猪:猪苓

壁水俞:泽泻

西方七宿为白虎,皆能清降,石膏为主。

奎木狼:石膏

娄金狗:瓜蒌

胃土雉:代赭石

昴日鸡:青葙子

毕月乌:知母

觜火猴:硫黄

参水猿:滑石

南方七宿为朱鸟,皆能泻下,葶苈子为主。

井木犴:葶苈子

鬼金羊:大黄

柳土獐:商陆

星日马:决明子

张月鹿:败酱

翼火蛇:菟丝苗

轸水蚓:灯草

第二章　陶弘景祖师所撰
《辅行诀五脏用药法要》

陶隐居曰：凡学道辈，欲求永年，先须祛疾。或有夙痼，或患时恙，一依五脏补泻法例，服药数剂，必使脏气平和，乃可进修内视之道。不尔，五精不续，真一难守，不入真景也。服药祛疾，虽系微事，亦初学之要领也。诸凡杂病，服药汗吐下后，邪气虽平，精气被夺，致令五脏虚疾，当即据证服补汤数剂以补之。不然，时日久旷，或变为损证，则生死转侧耳。谨将五脏虚实证候悉列于下，庶几识别焉。

一、辨肝脏病证文

肝虚则恐，实则怒。

肝病者，必两胁下痛，痛引少腹，令人善怒。虚则目恍恍有所见，耳有所闻，心澹澹然如人将捕之。气逆则耳聋，颊肿。治之取厥阴，少阳血者。

邪在肝，则两胁中痛，中寒，恶血在内，则行善瘛，节时肿。取之行间以引胁下，补三里以温胃中，取耳间青脉以去其瘛。

肝德在散，故经云：以辛补之，酸泻之；肝苦急，急食甘以缓之。适其性而衰之也。

小泻肝汤：治肝实，两胁下痛，痛引少腹迫急，时多怒，干呕者方。

枳实(熬) 芍药 生姜各三两

上三味，以清浆水三升，煮取一升，顿服。心中悸者，加甘草二两，咳者，加五味子二两；小便不利者，加茯苓二两；下利赤白者，加黄芩二两，或加薤白一升，先煮去滓，内诸药，取如量。

大泻肝汤：治头痛目赤，时多恚怒，胁下支满而痛，痛连少腹，迫急无奈者方。

枳实(熬)、芍药各三两，生姜(切)、甘草(炙)、黄芩、大黄各一两。

上六味，以水五升，煮取二升，温分再服。

小补肝汤：治忧疑不安，时多噩梦，气上冲心，汗出，周身无力，头目眩晕者方。

桂枝 干姜 五味子各三两 大枣十二枚，去核

上四味，以水八升，煮取三升，温服一升，日三服。心中悸者，加桂枝一两半；冲气盛者，加五味子一两半；中满者，去枣；心中如饥者，还用枣；咳逆头痛者，加细辛一两半；四肢冷，小便难者，加附子一枚炮；腹中寒者，加干姜三两；自汗出者，加桂枝二两；胁下坚急者，去枣，加牡蛎四两；哕逆者，去枣，加橘皮三两；头面四肢浮肿者，去枣，加黄芪三两；苦消渴者，加麦门冬二两。

大补肝汤：治夙曾跌仆，内有瘀血，或缘久劳，精血内虚，神疲肢缓，身时浮肿，心悸，汗出，气自少腹上冲咽，胸胁苦满，多痰饮，干呕，不能食，头目眩晕，不能坐起者方。

桂枝、干姜、五味子各三两,大枣十二枚(去核),旋覆花、代赭石(烧)、竹叶各一两。

上七味,以水一斗,煮取四升,温服一升,日三夜一。

二、辨心脏病证文

心虚则悲不已,实则笑不休。

心病者,必胸内痛,胁下支满,膺背肩胛间痛,两臂内痛。虚则胸腹胁下与腰相引痛。取其经手少阴、太阳及舌下血者,其变刺郄中血者。

邪在心,则病心中痛,善悲,时眩仆,视有余不足而调之。

经云:诸邪在心者,皆心包代受,故证如是。

心德在软,故经云:以咸补之,苦泻下;心苦缓,急食酸以收之。

小泻心汤:治卒得心痛,胁下支满,气逆攻膺背肩胛间,不可饮食,食之反笃者方。

龙胆草、栀子(打)、盐豉各三两。

上三味,以酢三升,煮取一升,顿服,少顷,得吐即瘥。

大泻心汤:治暴得心腹痛,痛如刀刺,欲吐不吐,欲下不下,心中懊憹,胁背胸支满迫急不可耐者方。

龙胆草、栀子(打)、盐豉各三两,升麻、苦参、半夏各一两。

上六味,以苦酒三升,水二升,煮取,温服一升。当大吐下,即瘥。

小补心汤:治胸痹不得卧,心痛彻背,背痛彻心者方。

瓜蒌一枚捣,薤白八两,半夏半升。

上三味,以白酒七升,煮取二升,温分再服。

大补心汤:治胸痹,心中痞满,气结在胸,时从胁下逆呛心,心痛无奈方。

瓜蒌一枚(捣),薤白、半夏(洗)各半升,桂枝一两,枳实(熬)二两,厚朴四两,生姜二两(切)。

上七味,以白酒一斗,先煮枳实、厚朴取五升,去滓,次内余药煮二三沸,去滓,分温三服。

心包气实者,受外邪之动也,则胸胁支满,心中澹澹大动,若车马惊,面黄目赤,善笑不休,或口舌生疮,或吐衄血。虚则血气少,善怒,久不已,发癫仆。

小泻心汤:治心气不定,心中跳动不安,吐血,衄血。

黄连、黄芩、大黄各三两。

上三味,以麻沸汤三升,渍一食顷,绞去滓,顿服。气噎者,加生姜二两;呕者,加半夏二两;汗出恶寒者,加附子一枚(炮);腹痛下利脓血者,加干姜二两;目痛,口舌生疮者,加枳实二两。

大泻心汤:治心中怔忡不安,时或哭笑,胸中痞满,心中澹澹大动,口舌生疮,面黄目赤,或吐血,衄血。

黄连、黄芩、大黄各三两,芍药、干姜、甘草各一两。

上六味,以水五升,煮取二升,温分再服。

小补心汤:治心虚,血气停滞,胸中烦满,时噫气出,时悲泣,心中动悸者方。

代赭石(烧赤,以醋淬三次)、竹叶、旋覆花、豉各二两。

上四味,以水五升,煮取二升,温服一升,日三服。怔忡惊悸不安者,加代赭石一两半;烦热汗出者,去豉,加竹叶一两半;身热还用豉;心中窒痛者,加豉一两半;气苦少者,加甘草三两;心下满者,去豉,加人参一两半;胸中冷而多噫者,加干姜一两半;咽中介介者,加旋覆花一两半;胸中支满者,去豉,加厚朴四两;咳者,去豉,加五味子二两;小便频数者,加山萸肉二两;心烦不得眠者,加枣仁二两。

大补心汤:治心虚,气血滞痹,胸中烦满,心悸不安,咽中噎塞,脉结,汗出,痞满不食,时眩仆,失溺者方。

代赭石(烧赤,以醋淬三次)、旋覆花、竹叶、豉各三两,甘草、茯苓、桂枝各二两。

上七味,以水一斗,煮取四升,温服一升,日三夜一服。

三、辨脾脏病证文

脾虚则腹满,飧泻;实则四肢不用,五脏不安。

脾病者,必身重,苦饥,肉痛,足痿不收,行善瘛,脚下痛。虚则腹满肠鸣,溏泻,食不化。

邪在脾,则肌肉痛。阳气不足,则寒中,肠鸣,腹痛,阴气不足,则善饥。皆调其三里。

脾德在缓,故经云,以甘补之,辛泻之,脾苦湿,急食甘以燥之。

小泻脾汤:治脾气寒,身重不胜,四肢挛急而冷者方。

附子一枚(炮)、干姜、甘草(炙)各三两。

上三味,以水三升,煮取一升,顿服。腹痛者,加芍药二两;呕者,加生姜二两;咽痛者,加桔梗二两;食已如饥者,加黄芩二两;胁下偏痛有寒积者,加大黄二两。

大泻脾汤:治脾气不行,善饥而食,食而不下,心下痞,胁下支满,四肢拘急者方。

附子一枚(炮)、干姜、甘草(炙)各三两,大黄、黄芩、芍药各一两半。

上六味,以水五升,煮取二升,温分再服。

小补脾汤:治胸腹胀满,饮食不化,呕利并作,脉微者方。

人参、甘草(炙)、干姜、白术各三两。

上四味,以水八升,煮取三升,温分三服,日三次。若脐上筑动者,去术,加桂四两;吐多者,去术,加生姜三两;下利多者,仍用术;心中悸者,加茯苓二两;渴欲饮者,加术至四两半;腹中满者,去术,加附子一枚(炮);腹中痛者,加人参二两;腹中寒者,加干姜二两。

大补脾汤:治腹胀大,坚如鼓,腹上青脉出,四肢消瘦,大便时溏如鸭屎,小便短涩如蘖汁,口干,气逆,鼻时衄血出者方。

人参、甘草(炙)、干姜、白术各三两,枳实(熬)、芍药、茯苓各二两。

上七味,以水九升,煮取三升,温分三服。

四、辨肺脏病证文

肺虚则鼻息不利,少气;实则喘咳,凭胸仰息。

肺病者,必咳喘逆气,肩息,背痛,汗出憎风。虚则胸中痛,少气不能报息,耳聋,咽干。

邪在肺,则皮肤痛,发寒热,上气喘,汗出,咳动肩背。取之膺中外输,背第三椎旁,以手按之舒服,乃刺之,取缺盆以越之。

肺德在收,故经云:以酸补之,咸泻之,肺苦气上逆,急食辛以散之,开腠理以通气也。

小泻肺汤:治胸中迫满,咳喘,不可卧者方。

葶苈子(熬黑打如泥)、大黄、枳实各三两。

上三味,以水三升,煮取二升,温分再服。喉中水鸣声者,加射干一两,胸中痞满者,加厚朴二两;苦喘不汗出者,加麻黄二两;食噎者,加干姜二两;矢气不转者,加甘草炙二两。

大泻肺汤:治胸中有痰涎,喘咳不得卧,迫满,心下痞,时腹中痛者方。

葶苈子(熬)、大黄、枳实各三两,干姜、黄芩、甘草(炙)各一两半。

上六味,以水五升,煮取二升,温分再服。

小补肺汤:治胸中积饮,咳而不利,喘不能息,鼻瘫不闻香臭,口舌干燥者方。

麦门冬、五味子、旋覆花各三两,细辛一两。

上四味,以水五升,煮取二升,温分再服。胸中烦热者,去细辛,加海蛤一两;苦闷痛者,加细辛一两;头痛者,加细辛二两;咳痰不出脉结者,加旋覆花二两;苦眩晕者,去细辛,加泽泻一两;咳而吐血者,倍麦门冬为六两;咳而咯血者,去细辛,加紫菀二两;苦烦渴者,去细辛,加粳米二两;鼻不利者,仍用细辛;口干燥渴者,加麦门冬二两;咽中痛者,去细辛,加桔梗二两;咳逆作呕者,加乌梅七枚。

大补肺汤:治肺痨,咳喘不利,鼻瘫,胸中烦热,心下痞,时吐血者方。

麦门冬、五味子、旋覆花各三两,细辛一两,生地黄、竹叶甘草各一两半。

上七味,以水一斗,煮取四升,温分四服,日三夜一。

五、辨肾脏病证文

肾气虚则厥逆,实则腹满,泾溲不利。

肾病者,必腹大胫肿,身重,嗜寝。虚则腰中痛,大腹小腹痛,尻阴股膝挛, 足皆痛。

邪在肾,则骨痛,阴痹,阴痹者,按之不得。腹胀,腰痛,大便难,肩背项强痛,时眩仆。取之涌泉、昆仑,视有余血者,尽取之。

肾德在坚,故经云:以苦补之,甘泻之,肾苦燥,急食咸以润之,至津液也。

小泻肾汤:治腰脊中痛,小便赤小不利,少腹满者方。

茯苓、黄芩、甘草各三两。

上三味,以水二升,煮取二升,顿服。目下肿如卧蚕者,加猪苓二两;眩晕者加泽泻二两;呕者加半夏二两;大便硬者,加大黄二两;小便不利者,加枳实二两;头痛加桂心一两;茎中痛者,加瞿麦一两。

大泻肾汤:治小便赤少不利,时溺血,大便难,少腹迫满而痛,腰痛如折,不可转侧者方。

茯苓 黄芩 甘草各三两,大黄、芍药、干姜各一两半。

上六味,以水五升,煮取二升,温分再服。

小补肾汤:治肾虚,小便遗失,或余沥,或梦中交媾,遗精不禁,骨痿无力,四肢清冷者方。

地黄、竹叶、甘草、泽泻各三两。

上四味,以水八升,煮取三升,日三服,若小便血者,去泽泻,加地榆一两;大便见血者,去泽泻,加伏龙肝如鸡子大;遗精者,易生地黄为熟地黄;小便冷,茎中痛者,倍泽泻为六两;少腹苦迫急者,去泽泻,加牡丹皮一两;小便不利者,仍用泽泻;烦热气逆欲作风痉者,加竹叶二两;腹中动悸者,加茯苓二两;少腹鼓胀者,加泽泻二两;失溺及失精不禁不起者,去泽泻,加山萸肉二两;少腹痞者,还用泽泻;腰中痛者,去泽泻,加杜仲二两;腹中寒者,去泽泻,加干姜二两;足胫清冷者,加附子一枚(炮);心烦者,加竹叶二两;腹中热者,加栀子十枚、(打)。

大补肾汤:治骨痿,大便浑浊,时有余沥,或小便不禁,腰痛不可转侧,两腿无力,不能行走,虚热冲逆,头目眩者方。

地黄、竹叶、甘草、泽泻各三两,桂枝、干姜、五味子各一两半。

上七味,以长流水一斗,煮取四升,温分四服,日三夜一。

陶曰:有泻方五首,以救诸病误治致变者也。

泻肝汤:救治血气盛,内有瘀滞,或误用吐法,或以酒醉,或以大怒,致令血气并行于上,而生大厥,昏不识人方。

枳实(熬)、芍药、代赭石(烧)、旋覆花、竹叶各三两。

以水七升,煮取二升,温分再服。心中懊憹者,加盐豉一两,易竹叶为竹茹;言语善忘者,加桃仁一两。

泻心汤:救误用下法。其人阳气素实,外邪乘虚陷入,致心下痞满,饮食不化,干呕,腹痛,下利不止方。

黄连、黄芩、人参、甘草、干姜各三两。

以水七升,煮取三升,温分再服。呕甚者,加半夏一两,易干姜为生姜;下多腹痛者,加大枣二十枚。

泻脾汤:救误服过冷药。其人卫阳不行,致腹中满胀,心气内逆,时咽中呛,唾寒不已方。

附子(炮)、干姜、麦门冬、五味子、旋覆花各三两(一方有细辛三两)。

以水七升,煮取三升,温分再服,如人行十里时。若痰吐不利者,易旋覆花为款冬花;喘者,加杏仁一两。

泻肺汤:救误用火法。其人津液素少,血燥致肺痿,胸中痞而气短,迫急,小便反数赤方。

葶苈子(熬黑打如泥)、大黄、生地黄、竹叶、甘草各三两。

以水七升,煮取三升,温分再服。少腹急者,加栗子二十粒,茎中痛者,易甘草为白茅根一两。

泻肾汤:救误用汗法。其人血气素虚,冲气盛,致令其人心中动悸不安,汗出,头眩,苦呕逆,不能饮食,或四肢逆冷,腹中痛方。

茯苓、甘草、桂枝、生姜、五味子各三两。

以甘澜水一斗,煮取五升,温分再服。若腹中痛者,易五味子为芍药;气冲如奔豚者,加郁李仁一两。

陶隐居云:救诸劳损病方五首,然综观其要义,盖不外虚候方加减而已。录出以备修真之辅,拯人之危。其方意深妙,非俗浅所识。缘诸损候,藏气互乘,虚实杂错,药味寒热并行,补泻相参,先圣遗奥,出人意表。汉晋以还,诸名医辈,张机、卫汜、华元化、吴普、皇甫玄晏、支法师、葛稚川、范将军等,皆当代名贤,咸师式此《汤液经法》,愍救疾苦,造福含灵。其间增减,虽各擅其异,或致新效,似乱旧经,而其旨趣,仍方圆之于规矩也。

养生补肝汤:治虚劳,腹中坚澼,便闭不行方。

枳实(炒)二两,韭(切)三两,丹皮六两,干姜三两,桃仁七枚,麻油二斤。

以水七升,先煮它药五种讫法去滓,内麻油于内,折榆枝尺余者数枚,搅油药相得即止,乘温分三服。

调神补心汤:治虚劳,心中烦悸,惙气短,时吐衄血,神识迷妄方。

生地黄三两(切),苦苣三两(切),甘草(炙)六两,大黄(熬)三两,栗七枚(打、去皮),麦酒二升。

以水七升,同酒药煮取四升,温分四服,日三夜一。

建中补脾汤:治虚劳腹中挛急,四肢无力方。

桂枝三两,芍药六两,甘草三两,生姜切三两,枣十五枚,饴二升。

以水七升,煮取五升,去滓内饴糖,更上火,煮取四升,温分四服,日三夜一。

凝息补肺汤:治虚荣,胸中懊烦,汗出,气逆方。

旋覆花、藿香各三两,竹叶六两,芍药三两,杏七枚,苦酒二升。

以水七升,同酒药煮取四升,温分四服,日三夜一。

固元补肾汤:治虚劳,腹痛,下利赤白不止方。

白术三两,附子(炮、大者)三枚,甘草(炙)、薤白各三两,苦杏七枚,清浆五升。

以水二升,同浆药煮取四升,去滓,温分四服,日三夜一。

经云：毒药攻邪，五菜为充，五果为助，五谷为养，五畜为益。尔乃大汤之设。今所录者，皆小汤耳。

陶隐居云：依神农采录，上中下三品之药，凡三百六十五味，以应周天之度。诸药之要者，可默契经方之旨焉。经云：在天成象，在地成形。天有五气，化生五味，五味之变，不可胜数。今者约列二十五种，以明五行互含之。

味辛皆属木，桂为之主。椒为火，姜为土，细辛为金，附子为水。

味咸皆属火，旋覆花为主。大黄为木，泽泻为土，厚朴为金，硝石为水。

味甘皆属土，人参为主，甘草为木，大枣为火，麦冬为金，茯苓为水。

味酸皆属金，五味为主。枳实为木，豉为火，芍药为土，薯蓣为水。

味苦皆属水，地黄为主。黄芩为木，黄连为火，白术为土，竹叶为金。

此二十五味，多疗内损诸病。

主于补泻者为君，数量同于君而非主故为臣，从于佐监者为佐使。

有大泻诸散汤法：

肝：硫黄、白矾、雄黄各三两，石膏、赭石、禹粮各一两。

心：丹砂、赭石、禹粮各三两，白矾、雄黄、石膏各一两。

脾：阳起石、雄黄、石膏各三两，赭石、禹粮、白矾各一两。

肺：芒硝、禹粮、白矾各三两，雄黄、石膏、赭石各一两。

肾：乳石、石膏、赭石各三两，禹粮、白矾、雄黄各一两。

有治五劳五方：

肝劳：雄黄、白矾、丹砂各三两，羊肉六两。

心劳：禹粮、滑石、石英各三两，马肉六两。

脾劳：石膏、琅玕、硫黄各三两，牛肉六两。

肺劳：硫黄、垩土、赭石各三两，狗肉六两。

肾劳：阳起石、雄黄、石膏各三两，猪肉六两。

弘景曰：外感天行，经方之治，有二旦、六神大小等汤。昔南阳张机，依此诸方，撰为《伤寒论》一部，疗治明悉，后学咸尊奉之。山林僻居，仓卒难防，外感之疾，日数传变，生死往往在三五日间，岂可疏。今亦录之。

小阳旦汤：治天行，发热，自汗出而恶风，鼻鸣干呕者。

桂枝、芍药各三两，甘草二两，生姜二两（切），大枣十二枚。

以水七升，煮取三升，温服一升。即啜热粥饭一器，以助药力。稍令汗出，不可大汗，汗出则病不除也。取瘥止。日三服。若加饴一升，为正阳旦汤。

小阴旦汤：治天行，身热，汗出，头目痛，腹中痛，干呕，下利者。

黄芩、芍花各三两，甘草二两（炙），生姜二两（切），大枣十二枚。

以水七升，煮取三升，温服一升，日三服。

大阳旦汤：治凡病汗出不止，气息惙惙，身力怯，恶风凉，腹中拘急，不饮食，皆宜此方。

黄芪五两　人参　桂枝　生姜各三两　甘草（炙）二两

芍药六两　大枣十二枚　饴一升

以水一斗，煮取四升，去滓。内饴，更上火，令烊已。每服一升，日三夜一服。

大阴旦汤：治凡病头目眩，咽干，干呕，食不下，心中烦满，胸胁支满，往来寒热者。

柴胡八两　黄芩　生姜　人参各三两　甘草（炙）二两　半夏一升洗　芍药四两　大枣十二枚

以水一斗二升，煮取六升，去滓。重上火缓煎之，取得三升，温服一升，日三服。

小青龙汤：治天行，发热恶寒，汗不出而喘，身疼痛，脉紧者。

麻黄三两　杏仁半升　桂枝二两　甘草一两半

以水七升，先煮麻黄，减二升，掠上沫。内诸药，煮取三升，去滓，温服八合。必令汗出彻身，不然恐邪不尽散也。

大青龙汤：治天行，表不解，心下有水气，干呕，发热而喘咳不已者。

麻黄（去节）　细辛　芍药　甘草（炙）　桂枝各三两　五味子半升　半夏半升

以水一斗，先煮麻黄，减二升，掠去上沫。内诸药，煮取三升，去滓，温服一升。

小白虎汤：治天行热病，大汗出不止，口舌干燥，饮水数升不已，脉洪大者。

石膏（如鸡子大）　知母六两　甘草（炙）二两　粳米六合

以水一斗，先煮粳熟讫去米。内诸药，煮取六升，温服二升，日三服。

大白虎汤：治天行热病，心中烦热，时自汗出，舌干，渴欲饮水，时呷嗽不已，久不解者。

石膏（如鸡子大、打）麦门冬半升 半夏半升 甘草（炙）二两 粳米六合 竹叶三大握 生姜二两（切）

以水一斗二升，先煮粳米，米熟讫去米。内诸药，煮取六升。去滓，温服二升，日三服。

小朱雀汤：治天行热病，心气不足，内生烦热，坐卧不安，时下利纯血如鸡鸭肝者。

鸡子黄二枚 阿胶三锭 黄连四两 黄芩 芍药各二两

以水六升，先煮三物，取三升，去滓。内胶，令烊尽。下鸡子黄，搅令相得。温服七合，日三服。

大朱雀汤：治天行恶毒，痢下纯血，日数十行，羸瘦如柴，心中不安，腹痛如刀刺者。

鸡子黄二枚 阿胶三锭 黄连四两 黄芩 芍药各二两 人参三两 干姜二两

以水一斗，先煮五物，取六升，内醇苦酒二升，煮取四升。次内胶及鸡子黄，搅令相得。温服七合，日三服。

小玄武汤：治天行病，肾气不足，内生虚寒，小便不利，腹中痛，四肢冷者。

茯苓 芍药各三两 白术二两 干姜三两 附子一枚（炮）

以水八升，煮取三升，去滓，温服七合，日三服。

大玄武汤：治肾气虚疲，少腹中冷，腰背沉重，四肢冷，小便不利，大便鸭溏，日十余行，气惙力弱者。

茯苓三两 附子一枚（炮）白术 芍药 干姜 人参 甘草（炙）各二两

以水一斗,煮取四升,温服一升,日三夜一服。

弘景曰:阳旦者,升阳之方,以黄芪为主;阴旦者,扶阴之方,以柴胡为主;青龙者,宜发之方,麻黄为主;白虎者,收重之方,石膏为主;朱雀者,清滋之方,鸡子为主;玄武者,湿渗之方,附子为主。此六方者,乃六合之正精,升降阴阳,交互金木,既济水火,乃神之剂也。张机撰《伤寒论》,避道家之称,故其方皆非正名也,但以某药名之,以推主为识耳。

神仙开五窍以救卒死中恶之方录:

点眼方:治跌仆、闪腰、气滞作痛,不可欠伸方。

矾石烧赤,取凉冷,研为细粉。每用少许以酢蘸目大眦,痛在左则点右眦,痛在右则点左眦,当大痒,蛰泪大出则愈。

吹鼻方:吹鼻以通气,诸凡卒死,息不通者,皆可用之。

皂角刮去皮丝,用净肉,火上炙燥,如杏核大一块,细辛根等份,共为极细末。每用苇管吹鼻少许,得嚏则活也。

着舌方:治中恶,心痛,顷刻杀人。看其人唇紫者及指甲青冷者是。

硝石五钱匕　雄黄一钱匕

共为极细末,着舌下,少许即定。随涎咽下必愈。

启喉方:治误食诸毒及生冷硬物,宿积不消,心中疼痛方。

赤小豆、瓜蒂各等份。为散讫,加盐豉少许,共捣为丸。以竹筷启齿,温水送入喉中,得大吐得愈。

熨耳方：救饮水过，小便闭塞，涓滴不通方。

烧汤一斗，入盐豉一升，葱白十五茎，莫令葱太熟。勺汤指试不太热，即灌耳中。令病者侧卧，下以一盆着汤，承耳下薰之，少时小便通，立愈。

上五方，乃神仙救急之道。若六畜病者，可倍用之。

第三篇

武当道教医药秘方简介

第一章　武当道教医药八卦秘方

第一节　武当道教医药"乾卦"秘方

笔者见中医方剂学分类,皆以汗、吐、下、和、温、清、消、补等分类,而道教医方则以八卦分类。八卦中的乾卦符号的产生,传说是古人仰望天空,见远处有几道彩霞或白云在浮动,于是使用(——)道直线画出这霞和云,以象征天空,因此乾卦代表天,又因为古人以三代表多数,所以那么多霞或云,只画出(☰)条,就能足以代表它们了。乾为天,在天时,代表冰,在地理,代表西北方、京都,在人物代表父,在人事,代表刚建、勇武,在人体,代表首、骨,在时序,代表秋,在五色,代表大赤色,在属性,代表阳性、男性。

(☰)"乾卦",天也,阳也,首居上法天,鼻通呼吸以变生气,人与天相通,全在于鼻,凡植物之头皆聚于下,本地亲下也,动物头皆在上,本天亲上也,三阳经皆聚于头,故头面独不畏寒也,头上之以皆属太阳经,太阳象征天,全包人身,而头上发际有如天顶。张仲景《伤寒论》太阳病,先言脉浮,以见太阳如天包于全身外也,次言头痛,以见头为太阳所总司,用药升散,皆是乾为首之义也。临床上道医们把治疗头、鼻部及外感风寒、风热、伤食等病症的方药皆归于乾卦。

一、吕祖论病初起治法

吕祖曰：论凡人初病，药易奏效，如若人们认不清病，用药错乱，变证蜂起，若认得清病，用得准药，有何不即愈也，如作风之病，必然头痛身痛，汗出恶风，咳嗽痰多，其脉浮，此伤风也。

方药：白术 10g、泽泻 10g、猪苓 10g、肉桂 15g、茯苓 15g、柴胡 3g、车前子 3g、半夏 3g。

用法：水煎服，一剂立愈，二剂脱然。

燥病初起，咽干口燥，咳不已，痰能吐，面目红色，不畏风吹者是也。

方药：麦冬 15g、桔梗 10g、甘草 2g、天花粉 3g、陈皮 3g、元参 15g、百部 10g。

用法：水煎服，一剂燥止，二剂痊愈也。

火症初起，必大渴引饮，身有斑点，或身热如焚，或发狂乱语。

方药：生石膏 10g、元参 30g、麦冬 90g、甘草 10g、升麻 10g、知母 10g、半夏 10g、竹叶百片。

用法：水煎服，一剂少可，三剂能痊愈，不可服四剂也。

若火势少衰，药量减半之可也，倘疑升麻太多，而少减之则不能奏效也，又戒世不知用升麻者。

昂日星君曰：妙甚，暑症未有不兼湿者，故方中多用术、苓善。

以上三条选择之《神仙济世良方》。此方书是清代嘉庆年间，由柏鹤亭等人撰集，全书分列有伤寒、温病、杂病指南、临床各科、跌打损伤、意外急救、气功导引养生保健，并附有二十余神仙象，每位神仙像附有诗词。

神仙者，乃古之名医，道教皆称为神仙，他们"除代人处方医病外，绝无他求，"故隐去真实姓名，而假托诸仙之名，将其济世活人经验之方，随笔录之以救众生。以上所列诸方，平稳妥当，简明扼要，颇多创见，用药量一剂中相差甚大，体现了"道医秘诀在于量，更是辨证施治，故无不神效。"

《神仙济世良方》一书的体例，颇似今日医学专家们会诊纪要，一仙介绍经验，诸仙辩论补充，其立论精辟，方药简论，体现了立准绳祥，辨证精，处方简，用药准，效果好，病人安，药价廉的特点。

二、小青龙汤

本方是辛温解表与温化寒饮药同用的代表方，是专为外感风寒，内有痰饮，表里同病而设。其辨证要点是："外寒则以恶寒发热、无汗、脉浮紧"为主，内饮则以"咳嗽喘息，痰多而稀，干呕，不渴饮，苔白滑"为准。治宜外表汗，内化饮，则表里之邪同散矣。青龙是道教的东方之神，此方最早见于《伤寒论》，是汉代名医张仲景所著。

方药：麻黄 3g、桂枝 10g、白芍 10g、干姜 5g、五味子 3g、细辛 2g、半夏 10g、甘草 6g。

用法：以上 8 味药，以净水 1kg，先煎麻黄，去上沫，再放其他 7 味药入内，煮至药汁 50g 左右时，去渣取药汁，每次温服 150g 左右药汁，每日服 3～4 次，每日服药 1 剂，服 3 剂为一个疗程。若不愈，再辨证加减此方。

张仲景，名机，号仲景，是东汉南郡涅阳（今河南南阳）人，是我国古代伟大医学家之一，有"医圣"之称，著有《伤寒论》和《金匮要略方论》二书，为我国中医的发展作出了积极的推动作用，后世医学家称此二书中的方剂为经方，道教尊张仲景为神仙，真人也，因此说，张仲景与武当道教有密切的关系，所以在道教医药临床中，此方是道医们常用方药。

三、太乙散寒止痛方

本方是以辛温解表止痛与散寒宣肺止咳药组合成方。临床主治：患者鼻寒身重，喷嚏、流清涕，咽痒，咳吐清稀痰，重者恶寒重，发热轻，无汗头痛，肢节痛，脉浮紧，舌苔薄白为准。

方药：淡豆豉15g、苏叶10g、荆芥10g、防风5g、羌活15g、桔梗15g、川芎10g、杏仁15g、制川乌10g、半夏15g、薄荷10g、葱白7根、生姜3片、甘草5g。

用法：水煎服，一日1剂，2剂病可愈。

方解：方中葱白通阳散寒，豆豉透里达表，苏叶、杏仁、半夏宣肺化痰止咳，荆、防在此得葱白、羌活、生姜相助，辛温发散之力甚佳，如虎添翼，川芎、川乌活血散风、治头痛、身痛，桔梗、薄荷疏风解表，升举清阳，甘草配生姜和胃，止咳化痰。

此方是恩师武当道医朱诚德大师所授，因方中有川乌与半夏属于反药，故开始未敢用过。有一次本人患外感风寒，状如上所述，试用一剂，诸证全消，后在临床多次使用，均可达到服药1～2剂症状消失的目的，方知恩师造方奇妙。

四、王真人海藻银翘汤

本方是以辛凉解表与清肺透邪之药组合成方。临床适宜风热感冒，症见发热，微恶风寒，汗多不畅，头痛，鼻塞浊涕，口渴，咽喉红肿疼痛，咳嗽，痰黄稠黏，苔白微黄，脉浮数。

方药：海藻 15g、银花 10g、连翘 10g、竹叶 10g、荆芥 10g、牛蒡子 15g、薄荷 10g、芦根 30g、桔梗 15g、淡豆豉 15g、甘草 3g、杏仁 10g。

此方亦是恩师朱诚德所授。方中海藻与甘草亦属十八反药，对上述所宜之症，疗效甚佳。作者临床使用 30 余年，约有上千人次服用，未见有不良反应。

五、吕祖健胃丸

此方由消食健胃、活血止痛、理气清热药物组合成方。适宜饮食不调，损伤脾胃，痰饮积滞，气滞血瘀所致的脾胃运化功能失调，胃脘刺痛，或饮食饱闷，胸膈不利，以至头目昏眩，胃中虚热，常服此方能消痰顺气，理脾和胃，活血止痛。

方药：白术 32g、枳实 32g、苍术 32g、香附 32g、萝卜子 32g、黄连 32g、黄芩 32g、麦芽 32g、三棱 32g、莪术 32g、连翘 32g、陈皮 96g、半夏 96g、茯苓 96g、神曲 96g、山楂 96g、木香 15g。

制法与用法：上药均需选用地道药材，洗净，晒干，按方中用量称准，共研为细末，用鲜姜汁为丸，如桐子大。每次服用 6~9g，每日 2~3 次。

此方载于《武当便方秘笈》，此书为手抄本，封面书有"明·洪武，清风真人"几字。细品此方，在消食健胃方中，加入活血化瘀药和清热理气药，意在促进胃动力，加强其蠕动功能，有利于宿食、痰饮、瘀血的排泄，体现了"六腑以通为用"和"病久必瘀"的治疗原则，更是体现了道教的"要想不生病，内脏打扫净"及"诸病皆有毒，治必排毒"的治疗方法。

六、三友镇痛方

此方专治妇人经前、经后头痛不止。

方药：丹参100g、仙合草30g、白芷10g。

此方载于《武当便方秘笈》一书中。方中丹参原方中为四两，仙合草一两，白芷三钱。丹参量大超出常用数量数倍，据书中曰，此一味可代四物汤，故非此用量不能取效，仙合草书中说其止血、止痛、止咳、止泻、补气，其补气之力甚大，武当山道医们常用此药代人参补气，并称此补气止血之功，胜过人参，可代独参汤用。方中所用白芷为引经药，此方对气滞血瘀或气血虚弱所引起的头痛，有扶正祛邪，活血养血，行气补气之功效。治妇人经期头痛，疗效甚佳。

七、通鼻简便方

主治萎缩性鼻炎或过敏性鼻炎。

方药：苍耳子160g、辛夷16g、麻油100ml。

制法与用法：先将麻油烧热后，放入苍耳子、辛夷浸泡24小时，再用文火煎至药枯黑，待凉后过滤去渣，留药油每日滴鼻3次。

上方亦是恩师所授方,治疗鼻腔疾病,体现了简便、廉、效、安的特点。

八、金童祛暑丸

本方以芳香化湿、祛暑健胃药组合成方。专治中暑身热头痛,上吐下泻,烦躁不安,头目眩晕,呕哕恶心,口苦咽干,四肢倦怠,精神恍惚,心腹胀满,不思饮食及红白痢疾。夏日无病,可常服此药达到保健避瘟疫的目的。

方药:藿香 120g、香薷 120g、苏梗 120g、白术 32g(土炒)、黑苍术 64g(炒)、厚朴 80g(姜汁炒)、陈皮 80g、桔梗 32g、白扁豆 64g、半夏 32g(姜汁炒)、白茯苓 120g、白芷 32g、羌活 80g、木瓜 80g、猪苓 90g、泽泻 32g、甘草 32g。

制法与服法:上药选用地道药材,如法炮制,共研为细面,炼蜜为丸,每丸重 5g,用飞朱砂穿衣,外用大赤金裹衣,每次服用 1~2 丸,用新汲水或腊雪水送下,若伴风寒者,用生姜汤送服,每日服 2~3 次。

本方载于《武当便方秘笈》。恩师朱诚德说:"武当山道医们常制此丸,在夏日伏暑时,无偿地施舍给进山朝拜的香客,以防暑避温,或者急用"。

九、六圣神散

此方专治偏正头痛。

方药:乳香 6g、没药 6g、川芎 6g、雄黄 6g、生石膏 6g、牙硝 15g。

制法与用法:乳没去油与其他药共研细末,合匀备用,遇头痛者,左痛者取药末少许吹入右鼻孔,右痛者吹左鼻孔,满头痛者,吹两鼻孔,能立即止痛。

此载于《武当便方秘笈》。笔者曾在临床试用多例,各种原因引起的头痛,皆能立见效果,但一定要排除脑内肿瘤及脑内出血等脑部危病。

十、胡椒丁香膏

此方主治风寒感冒初起。

方药:白胡椒、公丁香各50粒。

用法:上药研细末,分两次以葱白捣膏混入上药面,涂于两手心,拿白布包紧,两手掌相合(掌心相对),夹于两大腿之间,卧床盖被,汗出即愈。此方载于《本草纲目》,治疗风寒感冒初起,鼻寒头痛,微有咳嗽有效。

十一、郭姑白芷膏

此方主治风寒感冒轻症。

方药:白芷研细末,姜汁适量。

用法:白芷末每次用6g,用鲜姜捣取姜汁适量,把白芷末调成稀膏,涂擦在两侧太阳穴。每日用药3次,每次涂20分钟。此方为郭姑亲传。

十二、武当外感膏

此方主治外感后,恶寒发热,咽喉疼痛,气喘咳嗽,头身俱痛。

方药:麻黄、香薷、苏叶、板蓝根、公英各15g,桔梗12g。

用法:上药共研细末,每取6g,用酒调膏,敷脐部,每日敷药2次。敷2次无效者,改用其他方法。此方为恩师朱诚德所授。

十三、风热外感膏

此方主治:外感风热,咽喉肿痛,咳吐黄痰,鼻流黄涕,口干便秘,头身烦痛。

方药:淡豆豉30g、连翘15g、薄荷10g、山栀10g。

用法:将上药共研细末,每次取药末20g,用葱白适量,捣烂成膏,敷贴在风池穴、大椎穴、肺俞穴,先用塑料布覆盖,用胶布固定。另用药末20g,用清水调成膏,敷在神阙穴,同样用塑料布覆盖,胶布固定,每日换药2次即可。此方为笔者自创效方。

第二节 武当道教医药"坤卦"秘方

坤为地,八卦中坤卦符号的产生,是古人观望大地,见大小石块滚滚,于是把它画了下来,最初就形成这种(☷)符号以代表坤卦。

(☷)坤卦在天时代表阴,坤卦在地理代表田,坤卦在人物代表母,坤卦在人事代表柔顺,坤卦在身体代表腹、脾、胃、肌肉,坤卦在时序代表辰时,坤卦在五味代表甘,坤卦在颜色代表黑色。从字面上来看,在医学上坤卦应与人体的腹、脾、胃、肌肉方面的疾病有关。脾、胃在人体开窍于口,因此凡是治疗口腔疾病、脾胃疾病的药方,皆归于坤卦范畴。

一、观音救苦散

功效:治老少口疮,百药不效。

方药:黄连15g、青黛15g、薄荷15g、僵虫15g、白矾15g、朴硝15g。

制法:将上药研为细面,另取腊月公猪苦胆五六个,将猪胆剪一小口,倒出胆汁少许,将上药面分别装入胆内,用黑纸包好,将胆裹严,在地上挖一三尺深坑,横竹竿一根于坑内,将猪胆用药系好,悬于竹竿上,下不着地,坑上用竹竿盖好,盖竹席,上盖土压紧,从腊月十五以前埋入,至第二年立春取出,去掉黑纸及猪胆干皮,将药研为极细面,加入冰片6g,麝香0.3g,装入瓷瓶,勿泄气。

用法:凡遇老、少口疮久不愈者,取药末少许吹入创面,2~3次即愈。

二、王灵宫降火膏

功效:治老、少口疮久治不愈,头痛、咽痛皆有神效。

方药:大附子10g、吴茱萸20g。

制法:将二味研极细末,用醋为膏,软硬适中。

用法:取药膏枣核大两粒,敷于双脚心下涌泉穴,每日一换,一日见效,三日能好。

注:此药膏笔者常用之,效果确实很好。但有极少数人有过敏反应,敷药后局部有痒疹,特告知遇此情况不慌,按过敏处理,几天会愈。

三、祖师和胃丹

功效:治九种胃病,脘腹胀痛、呕恶吐酸、纳食减少、腹痛腹泻等中焦一切症病皆可服之。

方药:陈皮、良姜、砂仁、神曲、生蒲黄、武当参(九蒸九晒)、丹参、肉桂、大黄、木香、厚朴、海螵蛸、武当梭罗果、生山楂、吴萸、黄连、内金、半枝莲、象皮各50g。

制法:上药选地道药材,按古法炮制研为细面,炼蜜为丸。

用法:每次用白开水送服6~10g,每日3次,1个月为一个疗程。

笔者用于慢性胃炎、萎缩性胃炎、胃溃疡,效果甚佳。

四、神仙九转长生方(又名神仙饵苍术法)

功效:补脾益气,兼理诸湿,饮食无味,精神短少,四肢无力,面色萎黄,肌肉消瘦及脾湿下注之症,皆治之。

方药:白术1kg(秋冬采之,去粗皮,杂质),苍术1kg(秋冬采之,去须皮杂质)

制法:将两药洗净,用石臼捣碎,用汉江水浸泡一日夜,次入砂锅内煎汁1次(约煎煮2小时过滤留药汁约2.5kg,药渣再煎煮一次,过滤去渣,再得药汁2.5kg,入大砂锅用桑柴火缓缓煮至成膏。瓷罐收之盖好,埋入坤土7天取出,以去火毒。选用天德日开始,每次服膏10g,每日3次,忌食桃、李、雀、蛤及海味,如此服之为一转也。

二转加:武当参250g,煮2次取汁,熬膏入前膏内,名曰长神膏,增强补气之力。

三转加:黄精500g,煎2次,取汁熬膏,加入前膏内,名曰益算膏,增强养阴之力。

四转加:茯苓、远志各250g,煎2次,取汁熬膏,名曰四仙求志膏,有增强除湿气,增强记忆之力。

五转加:当归250g,无灰酒浸泡一日夜,取出煎煮2次,取汁熬膏,名曰五老朝圣膏,增加养血之力。

六转加:枸杞子、制首乌各250g,煎2次,取汁熬膏加入前膏,名曰六合膏,增加补肾之力。

七转加:松节250g,牛膝250g,煎2次,取汁熬膏,加入前膏,名曰七真祛邪膏,增活血利关节之力。

八转加：枣仁、柏仁各250g，煎2次，取汁熬膏，加入前膏，名曰八仙膏，增加养血安神之力。

九转加：肉苁蓉500g，黄芪500g，煎2次取汁熬膏，加入前膏，名曰九龙膏，增加益气通便之力。

以上九转之法，可根据病情酌情用之。天德日，是吉日，由此日开始服用，可提高治疗效果。

五、化滞丸

功效：治一切诸般积，如酒积、食积所至胸膈膨胀，泄泻痢疾，皆可治之。

方药：木香、丁香、青皮（去穰）、陈皮、侧柏皮各10g，莪术（慢火煨）15g，半夏（姜汁捣为饼晒干）10g，巴豆（去壳去油）6g，乌梅15g。

制法：将以上诸药放砂锅内，用好醋浸泡一日夜，温火熬干，炒黄，共研细末，用好醋打糊为丸，如黍米大。

六、孙真人止泻法

功效：伤食泻痢、湿热泻痢及一切水泻或久泻不止者。

方药：五月初五午时，采艾叶，晒干备用，越陈越好。

方法：将艾叶去粗筋，制成艾绒，做成枣核大艾柱，取鲜姜切片，刺数孔，放在止泻穴上（此穴在外踝尖直下，脚部赤白肉间）灸7～15炷，每日1次。

七、太乙真人止泻丸

功效：健脾止泻，用于五更泻，白黏液，久治不愈者。

方药：苦参30g、五倍子30g、补骨脂50g、吴茱萸30g、肉豆蔻30g、五味子30g、川续断45g、茯苓45g、乌梅30g、女贞子30g、炒白术30g。

制法:上方选地道药材,共研细面,好醋打糊为丸。

用法:每次用白开水送服10g,每日3次。

笔者用此方,治疗慢性溃疡性结肠炎效果比较理想。

八、老君健脾肥儿丸

功效:用于小儿疳积,久泻不止,五心烦热者。

方药:人参、白术、砂仁、陈皮、茯苓、白术、莲子、鸡内金、炒麦芽、炒山楂、炒山药、炒黄芩、乌梅、酒大黄、沙参、石斛、地骨皮各30g。

制法:上药共研细面,糯米汁为丸,如黍米粒大,2岁以前服10~20丸,2岁以后5岁以前者,每服30丸,每日3次,白开水送服。

第三节 武当道教医药"坎卦"秘方

坎为水。八卦中坎卦符号的产生,是古人观望滔滔的江河,见中流强劲有力,快如飞箭,并向两边撞开一道道或缓或急的波纹和水流,于是便画(—)象征着中流,以(--)象征涌向两边的支流或波纹,合在一起便形成(☵)这种符号,以象水。坎卦在天时代表雨,坎卦在地理代表有水处,坎卦在人事代表险陷、卑下,坎卦在五色代表黑色,坎卦在五味代表咸,坎卦在人体代表耳、肾。肾主黑色,开窍于耳,主骨,主生殖,主水,主寿命长短,这与道教的坎卦所主是相一致的。因此,凡是滋养肾阴、温补肾阳、强化性功能与益寿延年,聪耳增忆的药方,皆归于坎卦。

一、仙人服果补肾法

1.鸡头实一名芡实,味甘平,无毒,主湿痹,腰膝酸痛,补中除暴疾,益精气强意志,聪耳明目,久服轻身不饥,耐老成仙。

2.覆盆子,味甘平,无毒,益气轻身,令发不白能补肾添精,强身壮骨,久服成仙。

3.栗子味咸温,无毒,益气厚肠胃,补肾气,令人不饥,补肾壮骨,治腰脚不遂甚妙。

4.胡桃一名核桃,味甘、冷、滑、无毒,少食补脑强骨,润肠通便,能强记忆,增智慧,化痰止咳,补肾润肺佳品也。

5.枸杞子,味甘、微温,无毒,补肾养肝,添精明目,强身壮骨,强阳事,故去家千里者勿食甘枸杞,则言其强阳道资阴气速疾也。

6.何首乌,味甘、温、无毒,补肾益精,乌须黑发,久服成仙,此药为仙家常服之药。

上述药物服食方法甚多,现介绍我恩师朱诚德常用之法。此方能补肾强骨,返老还童,抗寒暑避毒邪,久服,寒暑不惧,毒邪不侵也。

方药:鸡头实60g、覆盆子60g、栗子60g(去壳)、胡核仁60g、枸杞子60g、何首乌250g(九蒸九晒后入药)。

制法:将药洗净,去杂质。将上药用无灰酒泡3天,取出晒干,入石臼内,不见铁器捣千下,加酒调面糊为丸,如枣大,每服1丸,每日2次,温酒或白开水送下。恩师常服此药,97岁高龄时,尚能耳聪目明,演练武当三丰太极拳和武当山三天门悟性气功。

二、老君延命丸

功效：此方能补肾健脑，强筋壮骨，添精益寿，乌须黑发，治腰膝酸软，阳痿早泄，返老还童，久服成仙。

方药：何首乌90g（九蒸九晒）、黄精90g（九蒸九晒）、黑小豆90g、黑芝麻90g、枸杞子90g、白茯苓90g、武当参250g（百年以上者佳）、炒白术90g、广陈皮90g、武当山野楂250g（生用）、桑寄生60g、桑葚子90g、霜桑叶60g、嫩桑枝90g、女贞子90g（黄酒蒸过）、核桃仁90g、熟地（九蒸九晒）120g、广木香60g。

制法：上药去杂质，洗干净，晒干，浸入无灰酒内，泡3天滤出，晒干，研为细末，炼白蜜为丸，每丸重10g，外用飞朱砂为衣，晒干备用。

用法：每日用原浸泡药物的无灰酒，送服丸药，早、晚各1次，每次服1丸。初服药时，阴道通，节制房事。百日后遵照：30岁以前3日1次，40岁以前每7日1次，50岁以前半月1次，60岁以前，1月1次，70岁以前3个月1次。具方书介绍，久服此药80岁尚能有子，但勿轻泄之。

三、壮肾保健酒

功效：补肾壮阳，治阳痿早泄，腰腿酸软，头脑闷胀，形寒肢冷等症，皆可治之。

方药：武当参（百年以上者佳）、生黄芪、熟地黄、枸杞子、全当归、杭白芍、何首乌、巴戟天、菟丝子、金樱子、枣皮、覆盆子各30g，五加皮、地骨皮、茯苓、白术、淫羊藿、桑葚子、鸡血藤、木香、鹿茸、车前子、仙茅、阳起石各

15g，好白酒2.5kg（50°以上），冰糖250g。

制法：上述者药洗净，去杂质，晒干，装纱布袋中，浸泡在酒罐内泡1个月，将药取出，晒干，研为细末，炼蜜为丸，每丸重10g。

用法：每日服2次，每次服1丸，用药酒送服，每次用药酒25ml不能超过50g，病重者，每晚可服丸药2粒，久服强身健体。

四、孙真人治五劳七伤方

功效：治五劳七伤，小腹急，脐下膨亨，两肋胀满，腰肾相引，鼻口干燥，目干，昏暗，迎风流泪，胃中气急，不下饮食，茎中策策痛，小便黄赤，有余沥，梦与鬼交通，惊恐虚之，此方灵验。

方药：饴糖250g，黄芪、远志、当归、泽泻各90g，芍药、人参、龙骨、甘草各60g，生姜250g，大枣20枚。

用法：上11味，咀以水一斗煮取二升半汤，纳入饴糖令烊化，一服八合，休息又一服。

五、石斛散

功效：治大风四肢不收，不能自反复，两肩疼痛，身重胫急，筋肿不能行，时寒时热，足踝痛如刀刺痛，身不能自任，此皆因：饮酒大醉，露卧湿地，寒从下入腰，腰以下冷而无力，精虚阳痿，玉茎不能举起，此方除风轻身，益气明目，强阴补肾，令人有子。

方药：石斛10份，牛膝2份，附子、杜仲各4份，柏子仁、石龙芮、芍药、松脂、云母粉、山茱萸、泽泻、萆薢、菟丝子、防风、细辛、桂心各3份。

制法：上16味，如法炮制，共研细末，筛酒服方寸匕，日再阳不起，倍菟丝子、杜仲；腹中痛，倍芍药；膝中痛，倍牛膝；背痛倍萆薢；中风，倍防风；少气倍柏子仁；不能行、倍泽泻。随病所在倍加，亦可以枣肉为丸，如梧桐子大，酒服7丸，每日2次。

六、肾沥散

功效：本方能治虚劳百损，补肾壮阳。

方药：羚羊肾一具（阴干），茯苓15g，五味子、甘草、巴戟天、桂心、石龙芮、牛膝、山茱萸、防风、干姜、细辛各60g，地黄60g，人参、钟乳粉、石斛、菟丝子、丹参、苁蓉、附子各2g。

制法：如法炮制，研细末治下筛，合钟乳粉，更筛令匀，平旦清酒服3g，稍加至0.5g，久服强身延寿。

七、五补丸

功效：治肾气虚损，五劳七伤，腰膝酸痛，肢节烦痛，目昏暗，健忘，视物恍惚不定，夜卧多梦，口干，饮食无味，常感心中不乐，多有恚怒，房事不举，小腹冷痛，大便不利，尿余沥不尽，以上诸症，此方悉主之，久服延年不老，四时勿绝，一年后能万病皆除。

方药：杜仲、巴戟天各6份，武当参（百年以上者佳，九蒸九晒备用）、五加皮、五味子、天雄、牛膝、防风、远志、石斛、薯蓣、狗脊、干地黄、苁蓉各20份，鹿茸15份，菟丝子、茯苓各5份，覆盆子、石龙芮、萆薢、蛇床子、石南藤、白术各3份，天门冬7份。

制法：上24味，为末，蜜丸，如梧桐子大。

用法：酒服 10 丸，日 3 服。有风加天雄、川芎、当归、黄芪、五加皮、石楠、茯神、独活、柏子仁、白术各 3 份；有气加厚朴、枳实、橘皮各 3 份；冷加干姜、桂心、吴茱萸、附子、细辛、蜀椒各 3 份；泄精加韭菜子、白龙骨、牡蛎、鹿茸各 3 份；泄痢加赤石脂、龙骨、黄连、乌梅肉各 3 份。春依方服，夏加地黄 5 份，黄芩 3 份，麦门冬 4 份，冷则去之。有寒加干姜、桂心、蜀椒各 3 份，若不寒不热，亦不须增损，直接服之 3 剂以上，即觉庶事皆佳，慎食蒜、腥、陈臭、大冷、大醉，之外百日所忌，稍加至 30 丸，不得再增，需常服之，以此为度，真神妙之方也。

八、明目益精长志倍力方，久服长生耐老方

功效：补肾益精，养肝明目，增忆健脑，安神定志，久服耐老。

方药：远志、茯苓、细辛、菟丝子、木兰、续断、人参、菖蒲、龙骨、当归、川芎、茯神各等份。

制法：上 12 味研末，炼蜜为丸，如梧桐子大

用法：每服 7 丸至 10 丸，日 2 次，夜 1 次，一满 3 年益智。

按：坎卦在人体属肾，所列八方皆补肝肾，壮肾阳，因此这类方药对阴虚阴亢之人慎用。年轻人远离家乡，肾阳不虚者少服，老年男性对症常服这些方药，能提高免疫力，对前列腺炎及腰腿疼痛、头昏脑胀者有很好的保健及治疗作用。

第四节　武当道教医药"离卦"秘方

离卦(☲),《易经》曰:"离为火"。在天时,代表日、电、霓、霞;在地代表南方,乾亢之地,窖炉;在人物,代表中女、文人、大腹;在人事,代表文画之所,聪明才学,虚心;在身体,代表目、心;在五色,代表赤、紫红。根据伏羲先天八卦的精神,离卦与坎卦配对。离卦在人体代表心。心属火,心的生理功能主神明,道教称心为灵根、灵台、方寸,说明人的机灵、记性、思维能力与心有关。临床常见到思维迟钝、记忆减退及失眠、多梦、心悸怔忡、性功能减退,皆可选用离卦药方。

一、三丰定神汤

方药:天冬35g、人参35g、茯神35g、石菖蒲18g、川黄连6g、炙甘草10g、灯心草5g、朱砂1g、麝香0.5g。

用法:朱砂、麝香分别研为细末合匀,分为3包备用。其余药物放砂锅内,加入3碗水,先武火烧开,用文火煮至水只剩下一碗,将药液滤出,药渣内再加两中碗水,再先武火,后文火煮至水剩半碗,滤出药液,两次煮得药液混合一起,分3次服用。每次服用时,冲服朱砂、麝香末1包,每日服药1剂,连服3天为一个疗程。

功效:主治思虑过度,心神不宁,失眠、多梦,心悸怔忡,遇事胆怯,有养心补脑,定神宁心之效。

按:本方载于《张三丰全集》。张三丰是明代武当山著名道士,号玄玄子,自称是张天师后裔,说他有过目不忘的能力,是武当内家拳的创始人,善医,人称他为"七针先生"，有《张三丰全集》传世。临床使用本方，治疗精神抑郁症有效，因朱砂有毒，麝香缺乏，两药可以不用，对于心脑气阴两虚又兼心火扰神，烦躁失眠，心神不宁者，方中可加珍珠母、灵磁石、生龙齿、合欢皮，其安神安眠作用更为显著。

二、太玄木神通九窍方

方药：菖蒲、茯神、楮实子鲜汁。

用法：将昌蒲、茯神共研细末，用楮实子鲜汁调合，制成药丸，如梧桐子大。每日晚用无灰酒冲服3~7丸，服用10天为一个疗程。

功效：主治反应迟钝，记忆丧失，呆若木鸡，智力低下，功能通九窍，生智慧，补脑养心。

按：本方载于宋代道教名著《太玄宝典》。道教认为，人有九窍，九窍相通则为真人。菖蒲开窍安神，茯神宁心安神，楮实子养心补精，三药合用不腻不躁，是补而不腻，通而不燥，共起养心补脑，开窍生智之功。

三、太玄木神养神方

方药：嫩松叶、侧柏叶、白茯苓。

用法：取嫩松叶1.5kg、侧柏叶1.5kg，去杂质，洗干净，切碎，放入锅中，加水15kg。先用武火烧开，再用文火煮至药水在5kg左右滤出，去掉药渣。选上好白茯苓1.5kg，放入药水中，煮至水干，白茯苓呈绿色（千万不能将茯苓烧焦）。取出茯苓研为细末，烈日晒干，烧蜜为丸，每丸至6g。每次服1丸，每日服3次，连服百日为一个疗程。

功效：补心脑，利关节，祛虚热，安神志，减脂肪。

按：本方载于宋代道教名著《太玄宝典》。道教视茯苓为仙家食品,曾有道教秘方"茯苓饼"进贡给皇宫,多代皇帝享用过此品,至今北京茯苓饼为宫廷有名小吃佳品。此方取茯苓健脾渗湿,宁心安神,松叶能活血、通络、止痛,柏叶固精、凉血、香身之功,三药合用,有补心脑,利关节,祛虚热,减脂肪的作用,可作为减肥健身的保健品使用。

四、太玄木神养精方

方药：枸杞子、大黄精、柏子仁。

用法：将以上三药,放入石臼内,捣三千次,炼蜜为丸,每丸重3g,每次服1丸,每日3次,服百日为一个疗程。

功效：养心补肾,益气强性,主治性功能减退、失眠、多梦、遗精等症。

按：本方载于宋代道教名著《太玄宝典》。道教视枸杞、黄精为延年益寿佳品,服用枸杞、黄精而达到长寿者,道教有很多成功实例。此方妙在用枸杞补肝肾、健脑、明目,黄精补脾益气、健脑,柏子仁养心安神、健脑,三药合用,能补心肾,安神志,强性能。此方制作方法,在武当有石臼等用具,加上道士们有时间捣制可用此法。现代城市如此炮制,较为困难。笔者常将枸杞、黄精、柏子仁放在冰箱冷冻后,用粉碎机粉细,制成丸剂服用,可达同样效果。

五、天王健脑补心丹

方药：合欢皮35g、白芍35g、琥珀5g、生地20g、柏子仁20g、枣仁20g、川黄连10g、阿胶30g、龙骨30g、肉桂5g。

用法：将上药用传统方法分别如法炮制,研为细末,药末合匀后,炼蜜为丸,用飞朱砂为衣,每丸重 6g。每次服 1 丸,每日 2 次,10 天为一个疗程。

功效:主治心肾不交,阴虚火旺,胆气虚弱,胃中不和而引起的失眠、怔忡、心悸等症。

按:此方为武当山在庙道医朱诚德恩师传授,笔者将此改变为汤剂,用于临床治疗失眠疗效比较理想。对于痰热扰心者,可加半夏、陈皮、竹茹、茯苓、五味子;对于消化不良,内停饮食,胃中不和者,加鸡内金、莱菔子;若见因高血压、血管硬化引起失眠者,可加丹参、鸡血藤、川芎等。

六、朱雀丸

方药:茯神 100g、沉香 25g。

用法:将上药研细末,炼蜜为丸,如绿豆大,每晚服 30 丸,连服 10 天为一个疗程。

功效:主治心肾不交,心神不定,怔忡健忘。

按:道教称朱雀为南方之神,是火红的神鸟,是位火神,火为心,心火上炎,并非真火也,而是肾水不能上承济火而至心中虚火也。此方以茯神安神定志,以沉香引火归元,下效于肾,故治心肾不交所致的失眠有效。

七、清离滋坎汤

方药:生地 5g、熟地 5g、麦冬 5g、当归 5g、白芍 5g、山药 5g、丹皮 5g、炙甘草 1g、天冬 5g、茯苓 5g、枣皮 5g、白术 5g、泽泻 2g、黄柏 2g、知母 2g。

用法:每日 1 剂,水煎取汁,分 3 次服。

功效:清心热,滋肾阴,补心养肾,宁志安神。

按：本方载于《寿世保元》，被道教收藏。张三丰在《打坐歌》中说："水火既济真铅汞，若非戊己不成丹"，意思是说，打坐练功的目的是使心火与肾水相既济，若不是就炼不成内丹。服用此方能清心中邪热，下能滋肾中不足之水，达到心肾相交，阴阳平衡，此方可用于肠道易激症。

八、神仙服黑芝麻方

方药：黑芝麻200g、菟丝子30g、枸杞子30g、五味子30g、韭菜子30g、楮实子30g、覆盆子30g、桑葚子30g、车前子30g、莱菔子30g、青葙子30g、白莲子30g、首乌30g、生地30g、枣仁30g、柏子仁30g、党参30g、莲须30g、天冬30g、山药30g、肉桂15g、补骨脂30g、巴戟30g。

用法：上药研细末，合匀，炼蜜为丸，每丸重6g。每次服1丸，每日服3次，服百日为一个疗程。

功效：壮阳填精，补脑强性。

按：此方是武当山在庙道医朱诚德恩师所授。方中所用大多是植物种子，临床用于失眠、多梦、遗精、滑精、早泄、阴囊出冷汗、女子胞宫虚寒，久服此丸能填精补脑，安神定志，补脑强性，可用于婚后不孕症。

第五节　武当道教医药"震卦"秘方

震为雷。八卦中震卦符号的产生，是古人在雷雨交作的日子里，看到闪电像几条玉龙在天空的乌云中狂奔乱舞，接着便是天崩地裂的雷声，于是便用(==)画出那厚厚实实的云层，用(—)画出那一条一条的像玉龙翻滚般的闪电，于是便产生了震卦以象征雷，(☳)成为震卦的符号。震卦在天时代表雷,震卦在地理代表东方,震卦在人事代表怒,震卦在人物代表男,震卦在时序代表三月,震卦在五色代表青、绿,震卦在五味代表酸味,震卦在人体代表肝、足、声音。在武当道教医药学上,肝开窍于目,其经络在足,循阴器,过少腹,夹咽喉,主情志,喜条达,为将军之官。所以道教医学把治疗与肝有关的药方皆归于震卦。

一、仙人明目丹

功效:补肝肾,明眼目,祛云翳,治视力减退,夜盲症,眼前黑影遮睛之症,久服老眼不花。

方药:金精石90g、银精石90g、夜明砂30g、石决明60g、枸杞子60g、桑葚子60g、木贼30g、黄芩30g、菊花60g、当归60g、生苍术90g、熟地90g、山药60g、茯苓60g、青葙子90g、车前子60g、枣皮60g、武当参90g、鲜羊肝一具。

制法:精选地道药材,洗净晒干,研为细末。鲜羊肝乘热与诸药末放入石臼内捣千余下,取出焙干,再研细面。炼蜜为丸,每丸重10g,晒干,妥善存放。

用法:每日用霜桑叶煎水,送服药丸1粒,每日3次,久服效果妙不可言。

二、清肝明目丸

功效:清肝明目,肝火过旺,治暴发火眼,经肿热痛,见光痛甚,且有相互传染之特点。

方药:苦参60g、胆草30g、黄连30g、桑叶30g、菊花30g、荆芥30g、密蒙花60g、泽泻60g。

制法：上药精选地道药材,共研为细末,千里光煮水熬膏为丸。每丸重 10g,每服 1 丸,每日 3 次。

三、红眼病外洗方

功效：清热消肿,止痛止痒。

方药：黄连 10g、桑叶 10g、黄芩 10g、白芷 10g、盐 10g。

用法：上药煎水,过滤去渣,乘温热熏眼,药水凉后,湿敷患眼。每次凉湿敷 20 分钟,每日 3 次。

四、舒肝爽咽方

功效：治肝气郁结,能舒肝解郁,治善太息,咽部如棉球阻梗,咯之不出,咽之不下,俗称梅核气,属西医噎病。

方药：苏梗 15g、半夏 10g、厚朴 10g、柴胡 10g、当归 10g、白芍 10g、山栀 10g、丹皮 10g、丹参 10g、薄荷 10g、元参 10g、山豆根 10g、桔梗 10g、香附 10g、生地 15g、甘草 6g。

用法：每日 1 剂,水煎 2 次,取药汁共 300ml,分 3 次服,3 天为一个疗程。服药期,注意调节自己的情绪,不能生气,切记,切记。

五、治黄疸肝炎方

功效：清利肝胆湿热,退黄疸健脾胃。

方药：茵陈 18g、虎杖 18g、黄芩 15g、山栀 15g、板蓝根 15g、白茯苓 15g、炒白术 15g、生麦芽 15g。

用法：上方每日 1 剂,水煎 2 次,取药汁共 300g,分 3 次服用。

六、治黄疸肝炎外用方

功效：退黄疸。

方药:鲜毛茛适量。

用法:鲜毛茛捣烂成膏,取枣核大二块,放在两侧内关穴,外贴胶布10分钟,局部灼痛,稍忍,4小时取掉药膏,可见双内关起有水泡,用无菌注射器将泡内黄水抽净,用紫药水外涂,盖无菌纱块包扎,3天后泡好,黄疸可退。若不愈,待疮面痊愈,再如上法敷贴一次。

七、真武驯龙汤

功效:治肝阴不足,肝阳上亢,症见头目胀痛,口苦咽干,失眠,健忘,性情易怒,腰膝酸软无力。

方药:丹参30g、生地30g、当归18g、白芍18g、菊花10g、黄精30g、旱莲草30g、女贞子30g、黄芩15g、寄生15g、石决明30g、生珍珠30g、龙骨30g、牛膝10g、甘草10g。

用法:每日1剂,水煎2次,取药汁300g,分3次服用。

八、治乙肝药方

功效:养肝健脾,清肝解毒,治乙肝引起胁下疼痛,饮食减少,脘腹胀满,周身乏力,腰膝酸软。

方药:太子参50g、黄芪50g、白术18g、茯苓15g、麦芽10g、半夏10g、陈皮10g、炒山楂10g、丹参18g、白花蛇舌草50g、半枝莲15g、蒲公英30g、板蓝根18g、炙甘草10g。

用法:每日1剂,水煎2次,取药汁300g,分3次服用,连服30天为一个疗程。

九、治胆结石方

功效:舒肝利胆,理气排石。

方药:金钱草 30g、鸡内金 30g、威灵仙 50g、海浮石 15g、茵陈 15g、木香 10g、川楝 10g、蒲公英 30g、二花 30g、柴胡 10g、黄芩 10g、炒枳壳 10g、酒大黄 10g、生甘草 10g。

用法:每日 1 剂,水煎 2 次,取药汁 300g,分 3 次服用。连服 10 天,作 B 超复查,以调整药方。

十、妇科癥瘕止痛方

功效:活血调经,消瘕止痛,治妇女月经不调、痛经,B 超检查见有子宫肌瘤,附件囊肿,小腹两侧常隐痛不适,属肝气不舒之症。

方药:生地 18g、当归 18g、川芎 10g、白芍 18g、红花 10g、桃仁 10g、香附 10g、莪术 10g、丹参 18g、益母草 15g、玄胡 10g、甘草 10g、桂枝 15g、鳖甲(炙)20g、土元 10g。

十一、治慢性肝炎方

功效:舒肝健脾,清热降酶,治慢性肝炎,转氨酶增高,常感脘腹胀满,食少厌油,周身乏力,心烦意乱。

方药:丹参 30g、白芍 15g、生地 15g、当归 15g、山药 10g、白术 15g、五味子 30g、炒枳壳 10g、白花蛇舌草 50g、太子参 50g、黄芪 50g、山栀 10g。

用法:每日 1 剂,水煎 2 次,取水 300g,分 3 次服,每 30 天为一个疗程,一疗程后可复查肝功能。

十二、健肝明目方

功效:保肝明目,预防肝炎。

方药:千里光 500g,白花蛇舌草 500g,紫灵芝 350g。

制法:将紫灵芝先切成小细条,与以上二药共研为细末,用沸开水泡代茶服,每日服用 10~15g,连服 3 个月。

又方名:紫金丸治眼秘方

方药:川芎50g、当归50g、楮实50g、薄荷50g、瓜蒌根18g、蔓荆子60g(炒)、川椒50g(焙去目)、干菊花10g、密蒙花10g、蛇皮10g、荆芥穗10g、地骨皮30g、白蒺藜50g。

制法:前4味用甘草浸过焙干,白蒺藜50g去尖泡,将13味同为细末,炼蜜为丸,每丸3g,随引送下。暗暗青朦者,当归酒下,气障者木香汤下,妇人血晕,当归、薄荷汤下。有人因热、饮酒患眼病,3年不分道路,服此药25日效。有因气害眼病,昏暗8年,不见光明,服此药40日效,60日愈。有因丧母失明4年,服此药50日效,其眼明如初。

十三、茶调散

功用:治男子、妇人一切风肿痒痛、翳烂、眩风气眼、迎风流泪、昏暗,并皆治之。

方药:川芎、防风各30g,草决明(煨)30g,甘草15g,木贼、石膏(炒)、荆芥、薄荷、甘菊各30g。

制法:共为末,每服6g,清茶调下。

又方名:观音治眼妙法

功效及制法:一切热眼,先用黄连200g,水熬成膏。次用大西瓜一个,切开顶部,刮去内穰子,用生薄荷铺一层,放马牙硝一导,重重填满,瓜顶部仍用瓜顶盖之,竹钉固定,吊于当风处三四天,其硝自出瓜皮外,用鹅毛逐日扫之。与黄连膏子,一处和匀,白瓷器盛之,点眼去火神效。

十四、吕祖治眼方

功效:治胬肉遮眼。

制法：用腊月雄猪胆、马牙硝入内，将内吹干为末，入冰片、麝香点眼即可。

又方：

功效：治烂弦极好。

制法：先用五倍子、蔓荆子煎水洗后，炉甘石60g火煅，以黄连汁、童便共淬七八次，次研极细，加铜青、硼砂各10g，牙硝少许，水飞点眼。

十五、莲池大士治眼肿痛

功效：莲池大士曰：目之红肿者，乃风火入肝胆之中，湿气不散，合而成之也。初起之时，即用舒肝胆之药，加祛湿散火之品，自然手到成功。近来医者只好散邪，不知合治之法，所以不能速效，稍不慎，疾遂变成烂眼流泪之症，甚则胬肉攀睛。今定一方，即于初起三五日之内，连服两剂，即立愈。

方药：柴胡、白芍、白蒺藜各10g，甘菊、半夏各6g，白术15g，荆芥、甘草、草决明各3g。

用法：水煎服，每日1剂，2剂即愈。有热者加栀子10g，无热者不用，此方甚妙。

第六节　武当道教医药"巽卦"秘方

巽为风。八卦中巽卦符号的产生，是古人在生产实践中，看到大雨来临之前，往往先有大风刮来，就在这山雨欲来风满楼的时候，天空中有一层又一层厚厚实实的乌云在翻滚，云下又有着一股接一股的风在吹动，于是用(--)代表一层又一层的乌云，而以(═)代表那云层下一股又一股的风,合在一起,形成(☴)这样的符号,以象征风,成为巽卦。巽卦在天时代表风,巽卦在地理代表东南方,巽卦在人物代表长女、秀士,巽卦在人事代表不定,巽卦在时序代表春夏之交,巽卦在人体代表肱股及风疾,巽卦属风,善行数变,凡属流行病、传染病、瘟疫、暴病、抽搐风疹均属巽卦方药的治疗范围。

一、孙真人续命汤

功效:治卒然中风欲死,身体缓急,口眼不正,舌强不语,奄奄忽忽,神情闷乱,或中风不知痛处,拘急不得转侧,四肢缓急,遗急便利。

方药:麻黄、防己、人参、黄芩、桂心、甘草、乌药、川芎、杏仁各9g,防风10g,附子3g,生姜60g。

用法:上药12味㕮,以水一斗二升,先煮麻黄三沸去沫,内诸药煮取三升,分三服。

甚良,不瘥更合三四剂必佳,取汗随人风轻重虚也。有人脚弱服此方至六七剂得瘥。有风疹家,天阴节变则合服之,可以防喑。一本云,恍惚者加茯神、远志,如骨节烦痛,本有热者,去附子,加芍药10g。

二、孙真人大续命汤

功效:治肝历风,卒然喑哑,通治五脏偏枯、贼风方也。

方药:麻黄10g,石膏9g,桂心、干姜、川芎各6g,当归、黄芩各10g,杏仁9枚,竹沥30ml。

用法:上9味㕮,诸药以水500ml,煮取200ml去渣,又下竹沥煮数沸,分四服,能言未瘥者后服续命汤无竹沥,今增入竹沥其效如神。

三、孙真人治大风经脏方

功效：奄奄不能言,四肢重曳,皮肉痛痒不知者。

方药：独活、麻黄各15g,川芎、防风、当归、葛根、生桂心、茯苓、附子、细辛、甘草各9g。

用法：上11味,以水500ml,煮取200ml,分5服,老小半之,若初得病,便自大汗者,减麻黄,不汗者依方,上气者加吴萸10g,厚朴10g。干呕者倍附子6g,吐者加橘皮10g,若胃中少气者,加大枣12枚,心下悸者,加茯苓10g,若热者可除生姜,加葛根,初得风者,未须加减便且作3剂停,四五日后,更后视病虚实平论之,行汤行针,依穴灸之。

四、孙真人排风方

功效：治男子、妇人风虚湿冷,邪气入藏匿,狂言妄语,精神错乱。其肝风发则面青,心闷乱吐逆呕沫,胁满头眩重,耳不闻人声,偏枯筋急,曲拳而卧;其心风发,则面赤翕然,而热悲,伤嗔怒,张目呼唤;其脾风发,则面黄,体不仁,不能行步,饮食失味,梦寐倒错,与亡人相随;其肺风发,则面白,咳逆脓血,上气奄然而极;其肾风发,则面黑,手足不遂,腰痛难以俯仰,痹冷骨痛。诸有此候,令人心惊,意志不定,恍惚变忘。服此方,能安心定志,聪耳明目,通脏腑,诸风皆主之。

方药：白鲜皮、白术、芍药、桂心、川芎、当归、杏仁、防风、甘草各15g。

用法：诸药以水500ml,合煮取200ml,强人分四服,羸人分六服。

五、马灌酒除风方

方药来源：《武当秘方》。方书曰："常山太守，马灌酒，因患风痹，卧床半年，遇一道士，授一方，遵方服药一剂，即气血通，精气旺，五脏六腑平和，耳聪目明，悦泽颜色，头白更黑，齿落更生，服药二十日力倍增，六十日志气充盈，八十日能夜书小楷，服药百日，至神明，房中强壮如三十岁时，力能引弩，年八十岁服之，亦当有子，病在腰膝皆能治之，神方也。"

方药：天雄60g（生用），商陆根、踯躅、蜀椒各用15g，乌头1枚，附子10g，桂心、白蔹、山萸肉、干姜各20g。

制法：上药10味，研末以绢袋盛之，酒5kg，春夏5日，秋冬7日，去渣，若恐酒酸以酒罐装好，覆之，下入井中近水处令不酸也。

服法：初服15ml，稍加至20ml，药渣捣细末，每次用酒服3g，日3次，以知为度。

六、又方

功效：治八风十三痹，偏枯不遂，宿食久寒，五劳七伤及妇人产后余疾，月水不调，皆可治之。

方药：矾石、桂心、白术、狼毒、半夏、石楠、白石脂、龙胆、续断、芫花、白石英、代赭石、甘松、石韦、玄参、天雄、防风、山茱萸、桔梗、藜芦、卷柏、细辛、寒水石、乌头、踯躅、蜀椒、白芷、秦艽、草乌各30g，石膏80g，蜈蚣10条，当归50g，熟地60g，川芎30g。

制法：上34味研粗末，以酒10kg浸21日，过滤，药渣晒干,捣为细末,备用。

用法:每服酒 20ml,冲服药末 3g,日再加之,以知为度。

七、朱道治瘟疫方

功效:凡遇瘟疫流行之年,人畜互染,症见头痛如击,高热抽筋,胸中烦闷,欲吐欲泻,腹中绞痛,手足青紫,呼吸困难而亡,若急服此方,针、灸并施之,或能十愈八九,稍延时不救。

方药:千金子 6g,五倍子 15g,山慈姑、大戟各 15g,二丑 15g,巴豆(去油)15g,麝香 3g,金箔 10 张 15g,犀角 6g。

制法:上药选正品上等药材,去杂质,洗净晒干,拣干净密室,分别将上药研极细合匀,糯米浓汁合药,制成丸,如枣核大,以飞朱砂为衣,晒干备用。

用法:每次用生姜煎汤送服 1 丸,每日可服 3 丸,配针灸治疗。

取穴:足三里、内关、曲池、上脘、中脘、中枢、合谷。另用青盐 1kg,艾叶 250g(捣碎),用醋拌湿,蒸热敷腹部。

八、赵仙姑治痒疹方

功效:体虚多汗,受风、热、湿、寒邪侵入肤内,正气不能排邪于体外,邪气轻尚未入内,症见皮痒起疹瘙痒难忍,疹块或白或红,时消时犯,重者胸闷气短,有延年累月不愈者,此方甚效。

方药:苍术 10g、防风 10g、荆芥 10g、白芍 15g、当归 15g、丹参 15g、白鲜皮 10g、桂枝 10g、灵仙 10g、川草乌各 6g、甘草 10g、黄芩 10g、黄柏 15g。

用法：上药用水1000ml,煮4升,分4次服用,每日服2次,药渣加楸树叶、樟树叶、槐树枝各100g,煮水浴之。

九、赵仙姑治小儿抽搐方

功效：治小儿高热抽搐,角弓反张及婴儿脐风,又治狂犬咬伤。

方药：壁钱1个,僵虫7条,全虫7条,蝉蜕7个,南星10g,蜈蚣1条,红地龙7条(韭菜地里佳)。

制法：上药除地龙另用,共研细末,糯米浓汁为丸,如小米大,飞朱砂为衣,晒干备用。

用法：先将鲜地龙洗净研碎,用井水冲汤服丸药,视病轻重及患儿大小,每次可服3~30丸,2个小时服药一次,以抽止热退为度。

十、赵仙姑治小儿抽搐法

功效：退热止抽。

方法：用细瓷碗打碎,选择锋利者,点刺患儿背部,由大椎到肺俞,两侧各七针,见血即止。刺后患儿避风1日,勿洗之。

十一、风疹外治方

功效：风湿疹(荨麻疹)。

方药：苍术、白芷、白鲜皮、防风、灵仙、槐树枝、桑树枝、桃树枝、桂枝各30g。

用法：煮水熏洗之,每日1次。

十二、风疹外治方

功效：治风疹瘙痒。

方药：鲜韭菜半斤,捣碎,擦痒处,稍用力,痒止为度。

按：巽卦诸方，多有毒性，内服慎之，一定要在正规中医指导下使用诸方。用之得法，其效甚灵。

第七节 武当道教医药"艮卦"秘方

艮为山。八卦中艮卦的符号的产生，是古人观察山是由一块一块石头组成，故画象征高山中大小不同的石块，再由低到高，最上一层是起伏不平的山顶线，用(☵)画出，于是形成了象征山的符号(☶)，即艮卦也。

另外一种理解，山是由一道道山梁和一道道沟凹构成，用(==)表示两道山梁，一道沟凹，以（一）表示山梁和山凹向山的主体最高处的横线，这样就形成了艮卦的符号(☶)。以象出：艮卦在时天代表云，艮卦在地理代表山，艮卦在人物代表少男，艮卦在时序代表冬春之月，艮卦在五色代表黄色，艮卦在五味代表甘，艮卦在人身体代表手指、骨、背部，所以凡是手指、骨、肩背部有病，都归属艮卦药方医治。

艮卦代表黄色，在人体黄色属于脾色，艮卦五味代表甘味，甘味属脾。艮卦是山，山亦为土地，人体五行配五脏，脾属土，故而艮卦和脾的关系密切，脾主运化，因此，治疗因脾虚运化不良的方药亦归于艮卦。

一、补脾润肠汤

方药：太子参30g、黄芪50g、白术30g、苁蓉30g、生地30g、当归30g、枳壳10g、厚朴10g、防风10g。

功效：补脾润肠，理气通便。治疗因脾气虚弱，运化失调，而大肠失养，液血枯燥所致的顽固性便秘，此病多见产后及中、老年患者。

按：此方为笔者所创，方中用参、芪、术补气健脾，补充脾运化功能的力量。用苁蓉、生地、当归养血润肠通便，用枳壳、厚朴宽肠理气恢复胃肠蠕动功能，方中用防风一味，是风药，风药善行数变，能加强胃肠蠕动功能，且又不伤胃肠，大大地提高了方药的疗效。

二、三丰胜湿汤

方药：藁本 3g、防风 3g、羌活、独活 6g、川芎 3g、蔓荆子 1g、甘草 6g、葛根 5g、姜黄 5g。

用法：上药 1 剂，加水 400g，煎 200g，分 2 次服用。

功效：肩背疼痛，不可回顾，是太阳经气郁而不行所致，可以用风药消散，脊痛腰强，腰似折，项似拔，是太阳经气不通造成，治宜用三丰胜湿汤。

按：本方用藁本、防风、羌活、独活、蔓荆子除解太阳气郁，因风药善行，此方舒太阳经气多用风药，川芎、姜黄能理气、活血止痛，葛根解肌、舒筋，能缓解肩背肌肉挛缩而引起疼痛，甘草调和诸药。

三、太乙豁痰汤

方药：制半夏、炒栀子、陈皮、海桐皮、枳壳各 10g，桔梗、赤芍、制苍术、香附子各 6g，茯苓 6g，川芎 5g，姜黄 5g，甘草 4g。

用法：上药剂加生姜 10g、水 1kg，煎取 250g，分 2 次服，若疼痛剧烈者，可加朴硝 5g。

功效：肩背疼痛，脉沉而滑，是痰痛，可用此方。

按：方中半夏、陈皮、桔梗化痰，枳壳、香附理气，赤芍、川芎、姜黄活血止痛,海桐皮、制苍术、茯苓除湿健脾,栀子、甘草清热,体现了痰所生,病在脾,脾是生痰之源,故先健脾,其实半夏、陈皮即有化痰的功效,又有健脾功效,武当道教医药说,热极生痰,故在方中用有清热的栀子、甘草、芍、芎、姜黄、海桐皮能活血止痛解局部疼痛。细品此方,它即治表,亦治里,体现了治病求本。

四、仙人提肩汤

主药:防风、羌活、藁本、川芎各 10g,炒白芍 50g,酒炒黄连、酒炒黄芩各 5g,甘草 3g。

功效:治风热犯肺,肩背强直作痛。

用法:上药 1 剂,加生姜 3 片,加水 500ml,煎取半斤分 2 次服。有湿者另加苍术、薏仁各 10g,气虚加人参 6g,汗多加黄芪 20g,血虚加川芎、当归、生地各 10g。

五、通气防风汤

方药:防风、羌活、陈皮、人参、甘草各 15g,藁本、青皮各 6g,白豆蔻、黄柏各 6g,升麻 5g,柴胡、炙黄芪各 10g。

功效:治肩背疼痛,汗出,小便频而数量少,风热乘肺,肺气郁积,所致肩背疼痛。

用法:上药 1 剂,加水 500g,煎取 250g,分 2 次服用。

按:以上两方皆言肺热所致肩背疼痛,可见每个症状相同,病因不尽相同,故孙思邈在《大医精诚》曰:"今病有内同而外异,亦有外同而内异"。故在临床上,作为一个医生,不能只看局部而不注意辨证。

六、甲癣一泡灵

方药:枯矾、白矾各 30g,地骨皮 60g,猪牙皂、侧柏片、花椒、雄黄各15g,好醋60ml。

功效:治疗甲癣。

用法:先将猪牙皂捣烂,地骨皮、侧柏片、花椒加水1000ml,煎至400ml,药渣再加水800ml,煎取300ml,将两次药合在一起,烧开,投入枯矾、白矾、雄黄粉,待温加醋与上药搅匀,将患手浸泡20~30分钟,然后用刀削除肥厚病甲至甲床,外敷"凤仙靓甲膏",隔日用药一次。

附方:凤仙靓甲膏

方药:干白凤仙花面150g、蜂蜜150g,两药调匀成膏,配上药使用。

按:上法治疗甲癣有效率可达90%以上,但就是疗程太长,一般需治疗2~3个月,方愈。治疗同时,要积极治疗手癣、足癣,否则传染源不去,极易导致反复感染。

七、大黄泻热汤

方药:大黄(切细,水一升渍一宿)10g,甘草10g,泽泻、茯苓、黄芩、细辛、芒硝各6g,橘皮6g。

功效:治脾膜厥,逆大,腹中热,切痛,舌强腹胀,身重,令不下,心下热注于脾急痛。

用法:上药先煎甘草、泽泻、茯苓、黄芩、细辛、橘皮用水600ml,煮取300ml,去渣取汁,再下大黄煎两沸,去渣,下芒硝化开,分3次服用。

八、仙人健脾方

方药:人参、当归、桂心、茯苓、桔梗、川芎、厚朴、甘草、橘皮、吴茱萸各10g,白术15g,麦芽15g。

功效:治脾胃俱虚,苦饥寒痛。

用法：上药，以水600ml，煮取300ml，分3次服。

九、承气泻实热方

功效：治脾劳实，四肢不用，五脏乘反胀满，肩息气急不安。书中论脾劳曰："凡脾劳症者，补肺气以益之肺，肺气旺，感应于脾，是以圣人春夏养阳，秋冬养阴，气以顺其根本矣，肝心为阳，脾肺肾为阴，逆其根则伐其本，阴阳四时者，万物之终始也。"

方药：半夏、干姜各10g，茯苓、白术、杏仁各6g，竹叶、橘皮、白芍各5g。

用法：上药8味，以水600ml煮取300ml，分4次服用。

十、治关格大便不通方

功效：治腹胀便秘不通，小便困难称关格。

方药：朴硝、乌梅、桑白皮各15g，芍药、杏仁各10g，麻仁6g，大黄5g。

用法：上7味，以水600ml煮取300ml，分3次服用。

一书中此方无乌梅加枳壳、干地黄各15g。

十一、太乙龙骨圆

功效：治下血痢腹痛，伴有高热不退。

方药：龙骨、龙胆草、羚羊角、当归、附子、干姜、矾石、黄连各30g，赤石脂、犀角、甘草、熟艾各80g。

制法：上药十二味为细末，炼蜜为丸如小豆。

用法：先服15丸，3日后加至30丸。

十二、太乙止痢方

功效：治大冷调痢，肠滑下赤白如鱼脑，日夜无节度，腹痛不可忍者。

方药：黄连 18g，干姜 6g，当归、阿胶各 6g。

制法：上四味，以大酢八合烊胶和之，并手丸，如小豆大，候干。

用法：大人服 30 丸，小儿服 3～9 丸，每日 2 次。

第八节　武当道教医药"兑卦"美容美发秘方

兑卦（☱），兑，悦之意，首先让民喜悦。它在天时，代表雨泽、新月，在地，代表水，在人物，代表少女，在人事，代表舌、肺，在五色，代表白。从以上字面理解，道教兑卦秘方，是让人喜悦，貌如少女，永远不老。所以，大凡能美容、美体、健齿、保健药方皆归为兑卦范畴。

一、美肤丽颜方

（一）仙姑沐面方

方药：白果仁 100g、白术 100g、白蔹 100g、白丁香 20g、麝香 2g。

将上药研为极细面，每日早、晚将药面用自然梨汁或黄瓜汁调膏外搽面部，不过 10 日，可使面部黑斑全祛，面自然光泽，白滑如熟蛋白。此方属纯天然药物，美白皮肤疗效可靠，且无任何毒副作用。

（二）白仙姑驻颜方

方药：鲜白果仁 100g、上等白酒 250g、立夏前的柿树叶晒干 200g、白术 200g。

将白果仁泡在白酒中 20 天备用，白术、柿树叶研极细面。每日睡前用白果仁酒少许，调上述药面 2g，涂面部，第二天早晨洗去,可以祛皱祛斑,如连用百日,可使50岁的人面部皮肤如同十五六岁少女一样自然红润光泽。此方3味皆为养颜佳品,加上少许白酒活血,是理想的美容妙方。

(三)观音驻颜神丹

方药:云母粉50g、石钟乳粉50g、白茯苓50g、柏子仁50g、人参30g、续断30g、菊花40g、桃花40g、玫瑰花40g、生地50g、白术100g。

将上药如法炮制后,分别研为细面备用,再用铜锅蒸黍米500g,至米如稀泥状,与上药面拌匀,制成小丸晒干,收藏在瓷罐内。每日、晚各用白开水送服10g药丸,服用10天后力量倍增,30日面如桃花,肤如膏脂,服用百日身轻腿健,行走如风,全身透出花香味。此方为一赵氏坤道所藏方,方中人参、续断、生地、柏子仁、白茯苓皆能益元气,通血脉,养心补肺肾,白术健脾,以养后天之本,桃花、菊花、玫瑰花能祛风、美肤、养颜,云母、钟乳中含有矿物元素镁,镁有良好养颜、美肤作用。故长服此方,能起到美肤丽颜效果。

(四)王母娘娘驻颜仙丹

方药:天门冬50g、白茯苓50g、白术100g、黄精100g、桑葚子100g、何首乌100g、人参50g、苍术50g、枸杞100g、白蒺藜100g、香白芷100g、白僵虫50g、柏子仁100g。

将上药研极细面,炼白蜜1000g,拌药面至匀,做成丸,如梧桐子大。有坤道40有余,面生黑斑,自愧丑陋,难以见人,服用此丸,3月余,颜如婴童,肌肤如膏脂,人云其美如天仙。本方能补肝肾，养阴活血，美肤安神。

（五）观音丽肤丹

方药：卷柏100g、地黄100g、人参100g、麦冬100g、土茯苓100g、武当山追风草100g、藏红花50g、沙参100g、黄精100g。

将上药研极细面，炼蜜为丸，如梧桐子大，每日早、晚用白开水送服10g丸药。主治：全身皮肤粗糙，肌肤甲错，月经不调，癣疥诸疾。

（六）周仙姑治雀斑方

方药：霜梅肉50g、樱桃嫩枝50g、皂角50g、白丁香10g、武当山追风草50g、紫背浮萍50g。

上药研极细面，调入洗面膏中，每日用此膏洗面二三次，其斑自去。

（七）陈道姑治面疮方

方药：白蔹休、山慈姑、武当山追风草。

上药各等份研极细面备用。用50%芦荟液调膏，每日用硫黄、虎杖各20g，大黄20g，透骨草20g，煎水洗面，洗毕后，外擦上述药膏，每日用2次，药膏现配现用好。笔者用此方治疗痤疮68例，皆在10天左右痊愈。

（八）武当十香散

方药：甘松50g、白芷50g、白蔹50g、白及30g、白附子30g、白果仁50g、细辛30g、白丁香10g。

将上药研极细粉，用上等白木耳，小火炖煮3小时以上，使煮的汤黏手为妙，取白木耳汤适量，每次调武当十香散5g，涂于面，每日晚上用药，早晨洗去。可令人面部光泽红润,致老不皱并能消除一切面部黑斑。方中诸药,可去皱纹,泽皮,消黑斑,美白皮肤,是值得研究的一个美容妙方。

体会:道教是个爱美之教,人们常称道人"道貌岸然",说明道教衣者讲究,注意皮肤及身体各方面的护理。另外,道教追求的是"长生驻世",把修炼有素的道人称作真人,得道者,或者叫仙人、仙女、仙姑等,成仙是道教追求的最终目标,人们常说"美若天仙"。因此,道教在美身、美肤、美发方面积累了大量有效方药,这些美容药方笔者均试用于临床,疗效十分确切,希望这些方药能对我国的美容美颜事业起到一定参考价值。

(九)尚氏健脾消斑汤

方药:党参、茯苓、丹参各 15g,白术(炒)、泽泻、泽兰、桑叶、菊花、冬瓜仁、白蒺藜各 10g,薏米仁 20g,炙甘草 6g,细辛 3g,白附子 5g。

水煎服,每日 1 剂。

功效:健脾化湿,活血消斑,治黄褐斑等。

(十)尚氏舒肝消斑汤

方药:当归、白芍、生地、丹参各 15g,柴胡、香附、紫草、白芷、白茯苓、山栀、丹皮、炒白术 10g,炙甘草 6g,大枣 4 个。

水煎服,每日 1 剂。

功效:舒肝解郁,消斑养颜,治黄褐斑等。

(十一)尚氏补肾消斑汤

方药:生地、熟地各 20g,枣皮、山药、茯苓各 15g,丹皮、泽泻、紫草、红花各10g,白芷、炒白术各6g。

水煎服,每日1剂。

功效:补肾养阴,活血消斑,治黄褐斑等。

二、美发健齿方

(一)彭祖养生方

方药:枸杞子68g、核桃仁68g、何首乌68g、黑小豆250g。

将上药放入3kg水中,熬至1kg水,放小豆煮至半熟,捞起晒干,再放入原药水中煮至药水全入豆中,取出晒干,再用7岁前乾、坤童便,将小豆泡胀,再次晒干。每日早、晚各服小豆50至100粒,白发可以变黑,齿健不落,有返老还童功效。

(二)邵应节真人方

方药:首乌(如法九制)500g,白茯苓(牛乳九制)、怀牛膝(酒、盐、童便分别制后)各132g,枸杞子(宁夏产者佳)132g,当归身(酒制)132g,菟丝子120g(同黑豆100g煮半熟,再加酒煮至豆熟),黑小豆100g,骨碎补(酒制)132g,黑芝麻132g。

将上药研极细面,炼蜜为丸,每丸重10g,每日早、晚用白开水送服二丸,有黑发、生发、轻身美容颜、增强性功能多种效果。

(三)王真人白发还黑方

方药:马齿苋子200g、白茯苓64g、熟地130g、泽泻64g、卷柏64g、人参64g、松脂130g、桂心32g。

将上药研极细面,炼蜜为丸。以温皇酒每次送服6~10g,每日2次服用。主治血虚发白。此方为道士王怀隐所集,马齿苋子能黑发,笔者在其他书中尚未见过,想来此药无毒,可以试用之。

(四)王子乔白发变黑方

方药:玉英、容城、金精、长生各等份。

注:甘菊三月上寅日采花,名曰玉英;六月上寅日采叶,名曰容城;九月上寅日采花,名曰金精;腊月上寅日采根茎,名曰长生。诸药采集后只能放干燥处阴干,不能晒干。

将上药研细面,炼蜜为丸,桐子大。每日3次用皇酒送服7丸,百日内身轻肤泽,白发变黑,服之1年齿落再生,久服有延年益寿之功。

体会:道教无论乾、坤都是留长发,在头上盘成云结,所以道士们认为,有一头黑发是代有自己修炼有素,更是美的象征,所以道教在美发方面积累了大量的秘方、验方。笔者试用几方,40岁以前白发者均能在短期变黑,我认为这些方药很有研究、开发和应用的价值。

第二章 武当道教医药避瘟疫秘方

古代所称的瘟疫即是当今传染性疾病。因为道教素来是"重人贵生",追求的是"长生久视",所以对疾病的预防是特别重视,历经数十代道医们的不懈努力,上有三国时期的"诸葛武侯行军散"直至清朝中叶,武当山道教的医生们,研究了一套较为完整的传染病预防方法。采用口服、沐浴、熏、佩、涂等诸预防方法,这些宝贵的方药传入民间,为八百里武当山境内的劳动人民的健康曾做出过重大贡献。这些古老的预防方法,虽然未能遇上现代的传染性疾病,如乙型肝炎、性病、艾滋病、非典等,但是,这些方药在排除体内毒素、提高人体免疫力、增强人体抗病能力、空气消毒、洁身净肤、抗拒病毒侵入都能起到一定的作用。现介绍出来,但求方家确认,是否这些秘方能对现代这些传染性疾病起到预防作用。

一、神仙太乙紫金丹(一名紫金锭、一名万病解毒丹、一名玉枢丹)

功效:解诸毒,疗诸疮,利关节,通九窍,可防瘟疫,瘴气,恶菌,能治一切食物中毒、药物中毒、各种毒蛇及毒虫咬伤、乙型肝炎、痢疾和各种顽恶的疮疖、半身不遂等。

药方来源:本方载于武当道教珍藏的明代《摄生众妙方》,是明代嘉靖进士张时彻所著。武当山在庙道医朱诚德在世时常年配制有此药,随身携带,无偿舍于世人,治好急危者众多。

方药:山慈姑 60g、五倍子 60g、千金子 30g、麝香 10g、红芽大戟 50g。

注:红芽大戟要杭州所产的紫大戟为上,江南土大戟次之,北方所产的绵大戟,色白者太峻利,反能伤人,弱人服之吐血,此药用时要慎之、慎之。

制法:制此药宜选在端午、七夕、重阳节或是天德黄道吉日。在一僻静净室,焚香消毒空气,五倍子洗刷干净,麝香拣净毛、血皮壳,诸药都需先洗拣极净、焙干或晒干,共研为极细面,搅和百次至匀,再用 100 目罗,重罗两遍。依方用糯米浓汁调和药面,于木或石臼内,不用铁器杵千余下,以极光润为度,每锭重为 3g,晒干,用金铂纸包之备用。

用法:每次服用一锭,每日可用 3 次。凡治食物中毒、山瘴恶气中毒,均可用凉水磨服一绽,病势特重者可连服至 5 绽无妨。服药后,病人或吐或泻,病症随手便愈。若治疗乙型肝炎、痢疾、性病(梅毒和下疳)等病需用千里光 60g、土茯苓 30g,熬为 100ml 浓汁,每用 30ml 浓汁磨 1 绽,每日 3 次。凡治一切毒蛇及毒虫咬伤,可用薄荷 60g,熬浓汁如上述,每磨服一绽,外用视伤势大小可用数绽磨膏外敷患处,每日换药 1 次,症状严重者,可磨 1 绽口服,每日 3 次,以防毒邪攻心。凡中风、口眼歪斜、牙关紧闭、半身不遂及风湿关节风肿、手脚腰腿疼、步行艰难者,用温酒送下一绽,每日 3 次。

二、观音神香

功效：能净化空气、消毒房间、杀虫防蚀、醒神防病，居家常用最好。

药方来源：本方载于手抄本《武当秘方》一书。本方为道教庙观敬神的上等香。

方药：广木香、生苍术、香白芷、甘松、沉香、檀香、降香、艾叶（一方有麝香少许）上药各等份。

制法：将上药共研为细面，以糯米浓汁调和药面，制成塔香，阴干，密封，放阴凉干燥处备用。

用法：一般100平方米的房间，只需用1盘，房间密闭，点香熏4个小时，每日1次。

三、六香沐浴汤

功效：能洁身净肤，预防接触性传染性疾病如乙型肝炎、性病、皮肤湿疹，对皮肤瘙痒有治疗作用，并有香体嫩肤的作用。

药方来源：本方载于《正统道藏》。是道教作金忏时，高工法师及乐师们工作前沐浴之方。

方药：广木香100g、沉香32g、檀香32g、二丑100g、千里光100g、白芷100g。

用法：上药1剂，煎水40kg，倒入沐浴桶内，浸洗半小时，必要时使用。

四、避瘟疫香袋

功能：瘟疫流行时，佩带此袋，进入疫区，可减少传染率。此方在武当山地区流行甚广，每逢农历五月，当地群众常用此方作成香袋，佩在小孩胸前，此避温防病，效果甚好。

药方来源：此方为在庙道医朱诚德传授。这次"非典"

时期,笔者全家老小均佩带此袋,心中非常安慰。

方药:生苍术、吴茱萸、雄黄、艾叶各 10 克,冰片 5 克。

制法:将上药研为细面,用黄布或红布做成美观之心状小袋,佩于胸前或装在上衣口袋内均可。

五、雄黄酒外涂法

功效:能防各种毒虫进入耳、鼻并能防瘟疫,避邪气。

本方来源:武当山道教世代相传方。

方药:雄黄(水飞)100g,白酒 100g,倒雄黄入酒内搅匀。

用法:端午节,涂于额部、耳外、鼻外。

六、强身避邪丹(一名延寿方)

功能:此方能增强人体免疫力,提高人体抗病能力,长期服用此方,能延年益寿,强筋壮骨,补气补血,且无任何毒副作用。

药方来源:本方载于《摄生众妙方》,为武当山修真养性的高道们常服的保命健身方。

方药:石菖蒲(用铜刀刮去皮节,用嫩桑枝的枝条相伴蒸出晒干,去桑枝,备用),怀山药(去皮晒干),远志(酒浸去心,晒干),巴戟(先用枸杞子汤浸一宿待软滤出,再用无灰酒浸泡 10 天,滤出用菊花同焙干,蒸 4 小时,焙干备用),茯苓(去皮心),楮实子(用水浸泡 3 日,将漂浮者去之不用,用沉者酒浸 3 日,晒干备用),山茱萸(去核用),熟地(按古法九蒸九晒备用),肉苁蓉(先用酒浸软,劈开中心,去白膜,焙干备用),枸杞子(甘肃产者佳),小茴香(酒浸,晒干备用)。

制法:上药均按各自的炮制方法,如法炮制,拣净杂质,取各等份,分别研为细末,和匀,无灰酒打面糊为丸,如梧桐子大。

用法:每服30丸,空腹时用温酒或者白开水送服,每日3次。

服药后效应:服上药5天便觉身体轻松,服药10天,精神快爽,服至20日,语言响亮,手足汗出,服至一年,白发变黑,行走如飞,久服之,百病消除,毒邪及寒暑不侵,容颜如童子一般,故可延年益寿,真乃仙药也。据原书介绍,君若不信此方的神奇,可将此方配好,喂白犬3个月,其白犬能变成黑犬,是其药之验也。

吾师朱诚德道医,曾服过两剂此丸,不仅治好了风湿病及其他多种疾病,年至97岁,耳聪目明,行动正常,可见此药之效应。

讨论:

本文所收集的武当道教医药避瘟疫的方药,说明,武当的道医们,不但重视治病,而且自古就重视防病。

方1:神仙太乙紫金丹,偏重于排泄毒素,解毒消肿,治疗范围稍广,治疗一些急性伤病,多能立竿见影。笔者根据恩师授方所说"此方可治肝炎",试治12例,乙肝大三阳患者,服药1个月,转阴者8例,唯方中麝香药缺乏。

方2:观音神香,是武当道教敬神的上等香,有净化空气,消毒防蚀,醒神防病的功效。根据有关文献介绍,生苍术、白芷、甘松、艾叶燃烧的烟,能杀死一些病毒和细菌,几味芳香药,能醒神,提高人体的抗病能力。

方3:六香沐浴汤,能洁肤解毒,对一些接触性疾病的病毒有极好的清洁和杀灭作用。

方4:避瘟疫香袋,使用方便,自古使用至今,细品此方,气味芳香,佩于胸前,呼吸时,其药气可进入鼻腔及上呼吸道,能增强局部的抗菌能力。

方5:雄黄酒外涂法,可直接杀伤鼻、耳及面部的病毒和细菌,并有防毒虫的作用。

方6:强身避邪丹,能补肝肾,健脾胃,提高人体自身免疫力,达到"正气存内,邪不可干"的目的。

第三章　武当道教医药健身药膳方

一、高血压

高血压是指动脉血压过高，即舒张压超过 90mmHg，或收缩压超过 140mmHg，可分为原发性高血压和继发性高血压（症状性高血压）两大类。前者是种病因尚未完全明了的以动脉血压增高为主要表现的常见疾病，属武当道教医药的头痛"眩晕"范畴，后者是由于某些疾病引起，作为这些疾病的主要症状之一，本节主要讨论前者。

（一）拌菠菜海蜇解头痛面赤

方剂：菠菜根 100g，海蜇皮 50g，香油、盐、味精适量。

制用法：先将海蜇洗净成丝，再用开水烫过，然后将用开水焯过的菠菜根与海蜇加调料同拌，即可食用。

功效：平肝、清热、降血压。可解除高血压之面赤、头痛。

（二）松花蛋菜粥治高血压

方剂：松花蛋 1 个、淡菜 50g、大米 50g。

制用法：松花蛋去皮，淡菜浸泡洗净，同大米共煮作粥，可加少许盐调味。食蛋菜饮粥，每早空腹用。

功效：清心降火。治高血压、耳鸣、眩晕、牙齿肿痛等。

（三）鲜西红柿治高血压

方剂：鲜西红柿 2 个。

制用法：将西红柿洗净，蘸白糖每早空腹吃。

功效：清热降压、止血。

（四）菊槐绿茶饮治高血压

方剂：菊花、槐花、绿茶各 3g。

制用法：以沸水沏。待浓后频频饮用，平时可常饮。

功效：清热、散风。治高血压引起的头晕头痛。

（五）醋浸花生米治高血压

方剂：生花生米、醋各适量。

制用法：生花生米带衣者半碗，用好醋倒至满碗，浸泡 7 天。每日早晚各吃 10 粒，血压下降后可隔数日服用 1 次。

功效：清热、活血。对保护血管壁、阻止血栓形成有较好的作用。

（六）西瓜皮决明汤降血压

方剂：风干西瓜皮 30g、草决明 15g。

制用法：加水煎汤。代茶饮。

功效：清热、散风、降压、通便。

（七）玉米须煎饮治高血压

方剂：玉米须 60～80g。

制用法：将玉米须晒干，洗净，加水煎。每日饮 3 次，坚持服用。

功效：利尿、利胆、降压、止泻。玉米须中含有大量钙、磷、铁等微量元素，并含有丰富的谷氨酸，可促进脑细胞的新陈代谢，有利于人体内的脂肪与胆固醇的正常代谢。对治疗高血压病及慢性肾炎，有很好的作用。

（八）猪脑炖枸杞补虚治高血压

方剂：猪脑 1 副、怀山药 30g、枸杞 30g、盐少许。

制用法：将怀山药、枸杞用纱布包扎好，与猪脑加水共炖，将熟时下盐或调料，食之。

功效：补肾益精，健脑降压。

二、阳痿

阳痿现代医学称为性功能障碍或性神经衰弱。在临床上较为多见，多因肾虚、惊恐或纵欲过度精气虚损，或少年手淫，损伤肾气，或思想过度，情志不舒，或湿热下注，纳谷不香，腰酸腿软，面色不华，气短乏力等症。

（一）牛鞭韭菜子等治阳痿

方剂：牛鞭 1 根，韭菜籽 25g，淫羊藿、菟丝子各 15g。

制用法：将牛鞭置瓦片上文火焙干，磨细。淫羊藿加少许羊油，置于铁锅用文火炒黄（不要炒焦），再将韭菜子、菟丝子磨成细面，然后将上药混匀后装瓶备用。用时，每天晚饭后用黄酒冲服 1 匙，或将 1 匙药加入蜂蜜中，用黄酒冲服。

（二）炖虫草鸡大补肾精

方剂：冬虫夏草 5 枚，母鸡 1 只，盐、味精适量。

制用法：将鸡开膛取出杂物，洗净，冬虫夏草放入锅内加水炖 1 个半小时，待鸡肉熟烂时下味精少许。吃肉饮汤，日服 2 次，可连续服用 3~5 天。

功效：补肺、益肾。用于肾虚之阳痿、遗精及腰痛、腿软等。

验证：孙男，27 岁，经服上方后诸症均解。

（三）肝胆丸疗阳痿验方

方剂:雄土鸡肝4个,鲫鱼胆4个,菟丝子粉(中药)30g,麻雀蛋清(蛋黄不用)适量。

制用法:将上药拌匀,做成黄豆大药丸烘干或晒干。每日3次,每次1粒,温开水送服。

功效:补肾助阳。专治阳痿。

验证:屡用效佳。

(四)苁蓉粥滋肾气补精血

方剂:肉苁蓉15g,精羊肉60g,粳米100g,葱白2根,生姜3片,精盐适量。

制用法:分别将精羊肉、苁蓉切细。先用砂锅加水煎苁蓉取汁,入羊肉、粳米同煮,待沸后加盐、葱、姜煮成粥。秋冬季服用,每日1剂,5~6天一疗程。

功效:滋肾益精,助阳滑肠。

(五)山药桂圆炖甲鱼

方剂:怀山药15~20g,桂圆15~20g,甲鱼(鳖、团鱼)1尾。

制用法:先用沸水冲烫甲鱼,使其将尿排出,然后切开去掉内脏,洗净,再分切块。将甲鱼肉、甲壳、山药、桂圆放入炖盅内加水适量,隔水炖熟。喝汤吃肉,每周1剂。

功效:补肾益脾,固精扶阳。

(六)泥鳅枣汤治阳痿不举

方剂:泥鳅400g,大枣6枚(去核),生姜2片。

制用法:泥鳅开堂洗净,加水与枣、姜共煮,以一碗水煎煮至剩一半即成,每日2次,连服多日。

功效:补中益气,滋养强身。主治阳痿、遗精。

(七)雀蛋羊肉汤治阳痿不举

方剂：麻雀蛋 2 个，羊肉 250g，盐少许。

制用法：先煮羊肉至八成熟，后打入雀蛋再煮，用时加盐。分 2 次吃完。

功效：补肾温脾，壮阳填精。用治脾肾阳虚之阳痿、腰膝冷痛、饮食不振等。

（八）海参羹治阳痿

方剂：水发海参 100g，冬笋片 20g，水发冬菇 5g，熟火腿末 3g，猪油 3g。

制用法：海参切片，冬笋切碎，猪油烧熟，放葱姜末爆焦，倒入白汤，然后加入海参、冬菇、冬笋、盐料酒、味精等，煮沸勾芡，倒入火腿末并撒上胡椒粉即成。

功效：补肾益精。用治肾虚阳痿。

验证：李男，39 岁，经服上方症状均解。

（九）白羊肾羹填精髓。

方剂：肉苁蓉 50g，荜拨 10g，草果 10g，陈皮 5g，胡椒 10g，白羊肾 4 个，羊脂 200g，盐葱、酱油、酵母粉各用行之有效量。

制用法：将白羊肾、羊脂洗净，放入锅内。将肉苁蓉、荜拨、草果、陈皮、胡椒用纱布包扎好，放入锅内，加水适量置于炉火上烧沸，水开后用文火炖，待羊肾熟烂时，下葱、盐、酱油、酵母粉，如常法做羹。

功效：补肾温阳。用治阳痿、遗精、腰膝无力、脾胃食少、胃寒腹痛等。

方剂：羊睾丸去筋膜，切成薄片。烧锅置旺火上，倒入猪骨汤并加胡椒面、葱白、姜末、盐等煮开，放入羊睾丸煮

5分钟,撒上香菜即成。

功效:益肾壮阳。用治肾虚之阳痿、遗精、头晕目眩等。

验证:以上两方治疗阳痿疗效显著。

(十)清炒虾仁治阳痿

方剂:虾仁250g,鸡蛋清1个,淀粉5g,盐少许,白汤适量,熟猪油适量。

制用法:虾仁、蛋清、盐、淀粉和匀。用熟猪油热锅,倒入和好的虾仁等。用筷子搅散成粒并至颜色变白时,倒入漏勺内沥去油。炒锅置上下旺火上,油10g烧热,倒入虾仁,再加黄酒、白汤、味精,煮沸勾芡,翻炒,撒上胡椒面即成。

功效:温肾壮阳。用治肾虚引起的遗精、阳痿、早泄、头晕目眩、身体倦怠等。

(十一)对虾酒治阳痿遗精

方剂:新鲜大虾1对,白酒(60度)250ml。

制用法:将虾洗净,置于瓷罐中,加酒浸泡并密封,约10天即成。每日随量饮酒,待酒尽后,将对虾烹炒。单独食用或佐餐。

功效:温阳填精。用治阳痿、遗精等。

验证:屡用效佳。

(十二)海虾仁葱治阳痿

方剂:海虾仁7g,大葱叶(取粗绿含黏液多者为佳)3条。

制用法:将虾仁装入葱叶内,晒干,轧成粉。每日服2次,茶水送下。

功效:补肾益精,通阳利气。用治阳痿不举、早泄等。

(十三)核桃鸭子疗肾虚

方剂：核桃仁200g，荸荠150g，老鸭1只，鸡肉泥100g，油菜末、葱、姜、盐、蛋清、味精、料酒、玉米粉(温)花生油各适量。

制用法：将老鸭宰杀去毛，开膛去脏，洗净，用开水烫一下，装入盆内，加入葱姜、料酒、盐调成糊，再把核桃仁、荸荠，研碎和鸡肉泥加入糊内，淋在鸭子膛内肉上。将鸭子放入锅内，用温油炸酥，捞出沥去余油，用刀割成长条块，摆在盘内造形上桌。

功效：补肾固精。

(十四)炖麻雀虾治肾阳不足

方剂：麻雀5只，鲜虾5~100g，姜3片，酱油、味精、白酒各少许。

制用法：麻雀去毛，开膛去内脏，洗净。将麻雀、虾仁、姜片及调料等，放入炖盅内，注入八成满开水，加盖，放到沸水锅内，隔水炖3小时左右，最后放入味精、白酒即成。食肉饮汤，隔3或4天食用1次，效佳。

功效：壮阳暖肾。凡肾阳不足而致阳痿、尿频、腰膝酸痛之患者，时常吃用，有较好的功效。常人食用强身补力。

(十五)麻雀蛋治肾虚阳痿

方剂：麻雀蛋6个，盐末。

制用法：将麻雀蛋蒸熟剥皮蘸盐末吃。每次吃3个，日用2次，可连续吃3~5天。

功效：补肾、壮阳、强身。用治肾虚阳痿不举，举而不坚及早泄。

(十六)牛睾丸鸡蛋治肾阳虚

方剂:牛睾丸2个,鸡蛋2个,白糖、盐、豆油、胡椒粉各适量。

制用法:将牛睾丸捣烂,鸡蛋去壳,六物捣烂拌均匀,锅内放少许食油烧热煎熟。佐餐。

功效:温肾阳,生精益髓。

(十七)牛鞭杞子汤治阳痿遗精

方剂:牛鞭1具,枸杞子30g,盐少许。

制用法:牛鞭洗净切段,同枸杞子共炖熟,加盐。吃饮,分2次吃完。

功效:补肾壮阳,收敛精气。用治体弱肾虚,症见腰膝酸软、遗精、阳痿、夜尿多。亦可作老人调理补养食品。

三、早泄

早泄是同房时阴茎尚未接触或刚接触女方外阴,或阴茎虽进入阴道,但在很短的时间内便发生射精,随后阴茎疲软,不能维持正常性生活的一种病症,是比较常见的男性性功能障碍疾病。成年男性均可发病,与年龄无明显关系。

祖国医学认为,早泄多为淫欲过度,肾气亏损,封藏失职,固摄无权,或相火炽盛,精关失摄,精液外泄所致。宜固肾摄精、清泻相火为基本治疗大法。

(一)芡实莲子饮治遗精早泄

方剂:大米500g,莲子50g,芡实50g。

制用法:大米淘洗净。莲子温水泡发,去心去皮。芡实也用温水泡发。大米、莲子、芡实同入铝锅内,搅匀,加适量水,如焖米饭样焖熟。食时将饭搅开,常食有益。

功效：健脾固肾，涩精止遗。用治阳痿不举、遗精、早泄和脾虚所致的泄泻等。

（二）锁阳鸡治男子早泄

方剂：锁阳、金樱子、党参、怀山药各20g，五味子15g，小公鸡1只。

制用法：将鸡开膛去内脏杂物，洗净，连同上述药物一并放入大炖盅内，注入开水，注入开水八成满，盖上盅盖，放入滚水锅中，隔水炖4小时即成。

功效：固肾止遗，滋阴壮阳。用治肾虚阳痿、遗精、早泄等。

（三）肾鞭汤治见色流精

方剂：羊肾2个，羊鞭（公羊的生殖器）2条，肉苁蓉12g，枸杞10g，巴戟天12g，山药15g，熟地10g。

制用法：羊肾剖开取去肉膜及导管后切条，羊鞭里外洗净，肉苁蓉等五味用纱布包好，锅内放水同炖，开锅后改文火。吃肉饮汤，日服1次，连续食用3~5天。

功效：补肾壮阳。用治阳痿不举或举而不久、不坚，对见色流精有较好的疗效。

（四）炸麻雀治早泄

方剂：麻雀4只，花生油、盐末各适量。

制用法：将麻雀去毛及内脏杂物，洗净、晾干。将油放入锅内烧至五六层热，下麻雀炸金黄色取也，把油倒出，用原锅炒盐末少许即成。吃时蘸盐，每日2次，每次2只，可连用几天。

功效：补肾壮阳。用治早泄、阳痿、遗精有较好疗效。

四、遗精

遗精是指不因性交而精液自行外泄的一种疾病。古谓:"有梦而遗精者,名曰遗精,无梦而遗精者,甚则醒时精液流出者,称为滑精。"均因系精液外泄,故统称为遗精,是男性常见多发病。

遗精次数过频,每周 2 次以上,或梦时而遗,或醒时外溢,伴有精神萎靡,腰酸腿软,心慌气喘等状者,属于病理性遗精。如成年男子,如果偶尔遗精,一般每周不超过 2 次,且次日无任何不适者,则属于生理现象。

(一)蒸白果鸡蛋治遗精

方剂:生白果仁(即银杏仁)4 枚,鸡蛋 1 个。

制用法:将生白果仁研,把鸡蛋打一小孔,将碎白果仁塞入,用纸糊封,然后上笼蒸熟。每日早晚各吃 1 个鸡蛋,可连续食用至愈。

功效:滋阴补肾。用治遗精、遗尿。

(二)核桃猪肾治梦遗滑精

方剂:核桃仁 30g,猪肾(腰子)2 个,葱少许,姜 5 片,食油、盐、酱油、味精各适量。

制用法:将猪肾片煸炒,取出沥尽污水。再次锅烧热加食油、用葱、姜炝锅,放入猪肾片、核桃仁、盐、酱油等调料翻炒片刻,起锅前下味精即可。连服 1 周有效。

功效:滋阴补肾。用治腰酸腿痛、梦遗滑精等。

(三)荷叶治疗梦滑精

方剂:荷叶 50g(鲜品加倍)。

制用法:研末。每服 5g,每日早晚各 1 次,热米汤送服。轻者1或2剂,重者3剂可愈。

功效:清热止遗,升发清阳。用治梦遗滑精。

(四)龙骨粥固精止遗

方剂:煅龙骨30g,糯米100g,红糖适量。

制用法:将龙骨捣碎,入砂锅内加水200g,煎1小时去渣取汁,入糯米再加水600g、红糖适量,煮至米烂粥稠。早晚空腹热食,5天为一疗程,两三个疗程奏效。

功效:镇惊潜阳,收敛固涩。用治遗精、产后虚汗不止等。

五、阳强

无性兴奋状态下阴茎容易勃起,且久久不倒,患者房事后仍不衰软,即为阴茎异常勃起症,武当道教医药称为阳强。

(一)韭菜子治阳物坚硬不软

方剂:韭菜子、破故纸各30g。

制用法:共研细末,每服9g,日服3次。

功效:滋补肾虚。用治肾虚兴奋所致房事后阳物坚硬不软之症。

(二)桃仁粥治阴茎不倒

方剂:桃仁15g,粳米100g。

制用法:将桃仁捣碎,与粳米按常法煮食用。

功效:祛瘀血,通经络。

六、阳缩

缩阳是阴茎内缩不出,多伴小腹冷痛,多因受寒冷过度或身患急性泻下、阳脱的一种病症。多用温阳、复温、解表方药治疗。

(一)白酒冲胡椒治缩阳

方剂：白酒（60度以上）适量，胡椒50粒。

制用法：白酒用水温热，冲入轧碎的胡椒面，趁热服用。

功效：除寒湿。用治缩阳。

（二）白酒煮虾椒治缩阳

方剂：白酒（60度以上）适量，红尖椒2~3个，鲜虾100g。

制用法：先将辣椒、鲜虾用油炒熟，冲入白酒煮沸。趁热顿服。

功效：益精气，祛寒温。用治男子生殖器缩入不出。

（三）韭菜汁治男子生殖器缩入

方剂：鲜韭菜适量，白酒（60度）100g。

制用法：将韭菜洗净，切碎，捣烂，绞取韭菜汁一杯，加入白酒蒸服。顿服。

功效：补肾助阳。用治缩阳，伴有面青唇白、汗出不止。

（四）烤老姜治缩阳

方剂：老姜1块。

制用法：去皮烤热。塞入肛门内，阳即伸出。

功效：解表，温中。用治缩阳。

（五）热敷方治阴茎缩入

方剂：老葱白200g，老白干（或二锅头）150g。

制用法：葱白洗净，切碎，入锅炒至极热，倒入白酒，拌匀。趁热将葱白酒糊敷于下腹部，待凉时加热再敷，数次即愈。

功效：活血，通阳。用治男子阴茎缩入，伴面青唇白、汗出如雨。

第四章　武当道教医药健身药茶方

中药茶剂方,使用于临床,具有使用方便、口味清甜、疗效可靠、患者容易接受之优点。本人在临床常用中药茶剂治疗常见疾病,取得理想效果,深受患者欢迎。现介绍如下:

一、便血茶

方药:生槐花 10g、白茅根 10g、太子参 10g、生黄芪 15g、生甘草 3g。

用法:每日 1 剂,用沸开水泡 15 分钟后,代茶频服。

主治:大便带血,伴有头晕体倦、四肢无力、气短纳差者(排除肠道及肛门恶性病便血)。

二、便秘茶

方药:草决明(捣碎)40g、番泻叶 6g、胖大海 10g、生地 20g、元参 20g。

小儿或体弱者、药量酌减。

用法:每日 1 剂,沸水泡 15 分钟后,晨晚各服 1 次。

主治:大便秘结、便柱如球状、排除困难者。

三、水泻茶

方药:车前草 30g(鲜品更佳,用量加倍)、胖大海 10g、穿心莲 20g、生甘草 6g。

用法:将上药放入保温瓶内,用沸开水泡 10 分钟,代茶频服。

主治：水泻尿少。

四、消肿止痛茶

方药：野菊花 30g、穿心莲 30g、白花蛇舌草 50g、生甘草 10g。

用法：每日 1 剂，将药放入保温瓶内，沸开水泡 15 分钟后，代茶频服。

主治：痔疮肿痛、肛周脓肿、肛瘘感染引起的肛门肿痛，服用本方可缓解症状，减轻疼痛。

五、解表茶

方药：苏叶 5g、薄荷 5g、二花 5g、甘草 3g。

用法：沸开水泡 15 分钟，代茶服。

主治：风热感冒，咽喉肿痛，咳吐黄痰，全身发烧及流行性腮腺炎等病。

六、明目茶

方药：冬桑叶 9g、野菊花 9g。

用法：沸开水泡 15 分钟，代茶服。

主治：肝火旺盛、眼红、眼痒及急性红眼病。

七、活血茶

方药：红花 9g、檀香 3g、生山楂 9g。

用法：沸水泡 15 分钟，代茶服。

主治：冠心病、心绞痛及心烦、胸闷等症。

八、降压茶

方药：菊花 9g、炒草决明 9g、生槐花 9g、生草 3g。

用法：沸水泡服，每日 1 剂。

主治：高血脂、高血压、动脉硬化。

九、利咽茶

方药：桔梗 9g、生甘草 5g、二花 9g、元参 9g。

用法：沸开水泡服，每日 1 剂。

主治：急性咽炎、急性扁桃体炎。

十、急性咽炎茶

方药：山豆根 20g、元参 20g、生甘草 5g。

用法：沸开水泡服，每日 1 剂，10 天为一疗程。

主治：急性咽炎反复发作者。

十一、慢性咽炎茶

方药：麦冬 20g、金钗 10g、生地 20g、元参 20g、桔梗 10g、苏叶 5g、厚朴花 5g、生甘草 5g。

用法：沸开水泡服，每日 1 剂，10 天为一疗程。

主治：慢性咽炎、咽干、咽痛、口渴、心烦、手足心发热者。

十二、理气茶

方药：绿萼梅 5g、桂花 5g、玫瑰花 5g。

用法：沸开水泡服，每日 1 剂。

主治：咽部神经官能症，道医称梅核气，胸闷不舒等。

十三、醒胃茶

方药：砂仁、陈皮、厚朴花。

用法：沸开水泡 15 分钟，每日 1 剂，代茶服。

主治：食欲不振、消化不良及脾胃不和等症。

十四、升压茶

方药：肉桂 3g、太子参 9g、炙甘草 3g、炙黄芪 10g。

用法：沸开水泡服，每日 1 剂。

主治：益气升压，用于低血压、精神不振、头晕体倦及胃痛、腹痛属虚寒者。

十五、利尿茶

方药：白茅根 50g、车前草 30g、生甘草 10g。

用法：将药放入水中，烧开，滤去药渣，取药液，代茶服，每日 1 剂。

主治：急性尿道炎、膀胱炎。

十六、结核茶

方药：夏枯草 30g、生地黄 30g、蒲公英 30g。

用法：水煎取药汁，代茶频服，10 天为一疗程。

主治：颈部淋巴结核、肺结核等。

十七、祛寒解表茶

方药：生姜 20g、葱白 20g、红糖 20g。

用法：上药水煎取汁，代茶频服，10 天为一疗程。

主治：感受风寒，全身疼痛，发烧，头痛鼻塞等症。

十八、清咽茶

方药：胖大海 5g、金钗 6g、桔梗 10g、生草 3g。

用法：沸开水泡服，每日 1 剂。

主治：咽干、咽痛、咽喉嘶哑，可保护咽部。

十九、泻火茶

方药：生大黄 10g。

用法：沸开水泡服，每日 1～2 剂。

主治：大便秘结，心烦易怒。

二十、清热解毒茶

方药：千里光 30g、生甘草 5g。

用法：沸水泡服，每日 1 剂。

主治：全身各处疖痛，疮疡，能清热解毒。

第五章　武当道教医药健身药浴方

武当道教医药健身药浴方,又叫"沐浴方",是道教做大型法事时,道士们先用作香身洁体的一种药方。历代道医们不断地研究、整理、挖掘、创新药方,终于将其发展成除了香身洁体,还能舒筋活络、祛风止痛、强身健体、预防疾病,使其具有延年益寿的功能。现将这药浴的方药介绍给大家,望能使其更好地造福人类。

方1

方药:武当追风草300g、千里光300g、野菊花150g、皂角150g、木香50g、沉香20g、二丑150g、白芷50g。

用法:用大圆木桶一个,约能坐下一人,将上药煎取药水25kg左右,倒入木桶内,待水温适度时,人下入桶内浸泡洗浴30分钟左右,用干毛巾擦净全身即可。

主治:洁肤净体,美肤止痒,爽身提神,解除疲劳,预防接触传染性疾病。

方2

方药:五加皮300g、威灵仙300g、川续断300g、全当归300g、武当追风草300g、广木香100g、淫羊藿100g、皂角100g、透骨草300g。

用法:同方1。

主治:能强身健体,活血通络,祛风除湿,增强性功能,美体香身,治颈、肩、腰、腿痛,对风湿性疾病有效。

方 3

方药:荆芥 100g、防风 100g、羌活 100g、甘松 100g、木香 100g、武当追风草 200g、武当参 200g。

用法:同方 1。

主治:解表散寒,扶正祛邪,治风寒外感,周身困痛,正气虚弱。

方 4

方药:武当追风草 200g、威灵仙 200g、白芷 200g、地肤子 200g、千里光 200g、全当归 200g、蛇床子 200g、花椒 100g、盐 100g。

用法:同方 1。

主治:洁身止痒,除风祛湿,治疗各种瘙痒性皮肤病、湿疹等。

第六章 武当道教医药白酒疗法

一、药酒制作要求

1.制作药酒一定要选用优质白酒、黄酒或果酒作为酒基。根据处方要求，选用地道优质药材，按要求炮制后，切成薄片或粗粉末方可使用，绝不能使用假酒假药制作药酒。

2.根据所配制药物数量的多少，选用大小适度的玻璃瓶、陶瓷罐及上釉的瓦罐作为装药酒的容器，并且要求洁净。凡装过食用油、柴油、汽油、煤油及各种有害化工用品的容器，均不能再作装药酒之器具。

3.制作药酒的场地，要求环境卫生良好，存放场地不能被太阳直射，选阴凉干净之处为宜。

二、药酒制作方法

（一）冷浸法

此法适用于白酒为酒基的制作法。将药酒方中所需药材按要求称好数量，如法炮制后切成薄片或研为粗末，装入准备好的容器内，加入方中规定量的白酒（白酒一般要求精度在 50%~60% 之间）。用两层纯棉布和两张棉纸（均需洁净），一层油布或塑料布，把容器口封闭好，并用绳扎紧，贴上标签，写明药酒名称，所用药物，所治病症，制作日期。一般浸泡 21~28 天，即可滤去药渣饮用。不善饮酒者可将药酒兑入白开水中，冲淡后再饮用。

（二）热浸法

此法适用于白酒为酒基的药酒制作法。此法是将所需药材按质按量备齐后，装入准备好的容器中，倒入备用白酒，按冷浸法封闭容器口，将药酒连同容器放入装有水的大锅内，置火上烧开后，煮沸二至四小时。取出装药酒的容器，放于阴凉处。3～5天后，即可开封按规定饮用。

（三）勾兑法

此法适用于白酒为酒基的药酒。将所需药物用砂锅煎煮两次，每次煎煮两小时左右，滤掉药渣，留药汁备用。取酒精度为60%以上的优质白酒，按白酒与药汁比例7∶3勾兑。将勾兑好的药酒存放7天左右，即可按量饮用。

（四）煎煮法

此法适合急性病或作应急之用。其方法是，将药酒方中药物与一定比例的白酒、黄酒或果酒，同时放入药罐中，再加适量净水煎煮一定时间，滤去药渣，取药汁按量饮用。

（五）调合法

此法是将所需药物研为细末，加入一定量的白酒或黄酒，调节器合成软膏外敷于伤病必需处。亦有用此法将药物调合成药，作为按摩介质，在伤痛处按摩或理疗。

（六）酿制法

此法是武当道医药酒系列中最具特色的一种制作方法。有一定技术要求，其中因酿制白酒的技术与其他地区基本相同，故在此只介绍很有地方特色的药黄酒与果药酒的酿制方法。

1. 药黄酒酿制法：精选上等当地所产的高山糯米及当地用中草药与谷物自制的酒曲。酒曲又分为大曲与小曲。这两种酒曲均是制作药黄酒的必备之品。

将糯米蒸成糯米饭，放凉备用。将所备小曲研碎，按要求的数量拌入糯米饭中，将拌好小曲的糯米饭装入容器内，外用干稻草或棉被把容器包裹好，使拌有小曲的糯米饭在容器内自然发酵，当地将发酵后的糯米饭叫作"来馥"，又称为"米酒"，蜀地称之为"醪糟"。

将药酒方中的药材用砂锅煎煮两次，每次煎煮1小时左右，把两次煎煮的药汁合在一起，放凉备用。

将上述所备的大曲研碎，放入锅内炒黄，加入上述药汁烧开，煎煮30分钟左右，离火放凉备用。

将上述发酵好的糯米饭，加入上述中药与大曲合煎煮的液体，装入适当的容器内，按上述"冷浸法"的封口方法封闭罐口，并将装入药酒的容器置于阴凉处，或埋入土地三尺深处，或放入山洞内，一个月后，可以开罐按量饮用。此酒存放时间越长越好。

2. 果药酒酿制法：武当山与神农架野生可食水果很多，大多可酿成可口美酒。因篇幅所限，愚暂只介绍一种野生葡萄药酒的制作方法。

精选武当山或神农架地区野生成熟的紫葡萄及其他药用鲜果。

将野生葡萄拣净，所备其他药物用鲜品，亦应拣净。

用酒精度为60%以上的白酒，将所备的野葡萄及药用鲜果涮洗一次（按50kg材料计，大约需白酒1kg左右，实耗不到 500g）。

将刷洗干净的野葡萄及药用鲜果装入容器内，并用净手将葡萄药用果捏破，按每 5kg 葡萄加入白糖 1.5kg（亦可按 0.75~1kg 白糖制作）。

按上述冷浸法及封口方法封闭罐口，静放 30~90 天，待其自然发酵。发酵好的葡萄药酒、葡萄及药果全部成为很薄的皮及光滑的子。

用干净纱布将发酵后的葡萄药酒过滤干净，留取葡萄酒装罐密封保存，按定量服用。

过滤出来的葡萄皮和其他果皮，可以晒干，研为细末，炼蜜为丸。每服 10g 左右，可以软化血管。

三、饮用药酒的好处

药酒，是药物与酒巧妙结合的一种食药两用饮料。它既可养生，治病疗伤，又能使饮用者享受饮酒的快乐。只要不长期超量饮用，药酒治病疗伤是毒副作用较小的一种疗法，它适应症广，效率高，可以说是一种较好的自然疗法。

1.饮用药酒，可以兴奋神经。饮用适量含有酒的饮料，饮料中的酒精可以使人体内血液循环加快，使人精神亢奋，全身暖和，心情舒畅。

2.饮用适量的药酒，可以预防心血管方面的疾病。饮用含有酒精的饮料，饮料中的酒精能加速人体内血液循环，有效地调节和改善机体内的生物化学代谢和神经传导，能减轻心脏负担，有预防心血管疾病的作用。

3.饮用的药酒有助于消化。现代医学研究表明，适量饮用含有酒精的饮料，饮料中的酒精可以刺激胃黏膜，引发和增强胃液分泌，起到健脾胃功能，有助于消化。

4. 饮用武当道教医药系列药酒，可以增强人体免疫力，帮助人体排除体内有害自由基，可以达到延年益寿之目的。据有关资料证实，武当山地区制作的药酒所用的酒曲是当地特有的中草药与谷物，经人工自然发酵制作而成。此酒曲中检测出一种叫"根霉菌"的细菌。"根霉菌"在制酒发酵过程中，对其发酵物有一种糖化作用，继而使其产生糖化酶、果酸酶、蛋白酶、酒化酶等多种对人体很有益的酶。根酶菌在发酵的过程中，还能产生乳酸、延胡素酸、苹果酸。酒曲中含有一种耐高糖的酵母菌。酵母菌能把发酵后的糯米糖发酵成优质低度乙醇。这些有益酶和几种有益酸，能增强人体细胞活力，延长细胞存活期，帮助人体排除体内有害的自由基，从而达到延年益寿之目的。

5. 药酒适应症广，大多数人均能接受此种方法。武当道教医药的药酒系列，既可以治病防病，养生保健，又能美容润肤，既可以内服，又可以外擦外敷。根据本人不完全统计，在临床各种常见病中，约有180多种病症可以采用此酒系列治疗。另外，在制作药酒时，一般都采用冰糖、蜂蜜或药物校正口味，使药酒既没有酒的辛辣，又没有中药的苦涩，饮用较为平和可口。

6. 药酒治疗疾病吸收迅速，并能节约药资。药酒方剂中，药材味数虽然较多，但只要买一次药，制作的药酒就能饮用很长时间，总体算来所用药资较低。药酒在制作过程中，药物的有效成分通过优良地制作工艺，能充分地溶解于药酒之中。因为人体对酒的吸收较快,所以药酒中药物有效成分通过酒吸收,亦能迅速地进入人体的血液循环,周流全身,并能较好地发挥作用。特别是外用药酒,可以明显地看到局部毛细血管充血,有利于药物有效成分的吸收,治疗效果立竿见影。

7.药酒的治疗剂量容易量化。制作药酒时,用多少药多少酒,都有一定剂量。再者,药物的有效成分充分溶解于酒中,没有浪费,治疗剂量容易量化。

8.药酒容易保存。因为药酒中的乙醇本身就有防腐杀菌作用,所以只要配制得当,遮光密封保存,便可经久存放,不易变质。

四、药酒饮用的禁忌

武当道教医药的药酒系列,虽然有如上好处,但它必定不是万能药。古人曰:"是药均有三分毒"。药酒亦不例外,若药酒配制药物不适当,病人选择了不适宜自己身体饮用的药酒方,或者不按规定剂量滥喝狂饮,长期超剂量服用,不但不能治疗疾病,反而会对身体造成严重损伤。所以,有节制地饮用药酒和注意药酒饮用的禁忌,则是一个尤为重要的问题。饮用药酒的禁忌如下:

1.对酒精过敏者。在人群中有些人先天不能饮酒,只要饮少量酒,就会全身瘙痒,恶心呕吐,更有甚者,只在皮肤外稍擦一点酒精,就会引起皮肤过敏、红肿、瘙痒,甚至起泡、溃烂。这些人,绝不能使用药酒治疗任何病伤。更有道教清真派道人及在庙道人,亦不能饮用药酒治病。若有病伤,宜选用其他剂型治疗为妙。

2. 有下列病症之一者，亦不能饮用药酒。严重冠状动脉硬化性心脏病及类风湿性心脏病、各种肝炎、空洞性肺结核、溃疡性结肠炎、严重性溃疡性胃炎、精神分裂症及各种精神性疾病以及各种大出血症状尚未控制住之前等病症，饮用药酒会引起病情加重甚至大出血，危及生命。

3. 正常人在暑期应禁忌饮用药酒。准备怀孕的夫妻，要特别注意不能饮用药酒。因为，药酒中的酒精影响睾丸的间隙细胞，影响精子分泌。受酒精刺激过的精子与卵子结合后，所发育成形的胎儿出生后智力低下，发育不良，容易生病，愚顽难教，国外称为"星期六"儿。怀孕期的孕妇、哺乳期的乳母、儿童及年迈体衰的老人，亦不能饮用药酒，否则会引起很多副作用。

4. 在必须服用的某些治疗药物期间，应严禁同时服用药酒。如精神类安眠镇静剂、氯丙嗪、异丙嗪、奋乃静、安定片、利眠宁等，抗过敏类扑尔敏、息斯敏、赛庚啶、苯海拉明等，头孢类与四环素类抗生素，以及甲硝唑类、抗凝血类、降血压类、利尿类等药物，服用或肌肉注射或静脉注射上述药物后，再饮用药酒，会降低药效，增加毒副作用，有些可引起过敏，严重者可危及生命，故要特别注意。

5. 禁忌嗜酒成癖。量力而饮用少许药酒既可养生，又可治疗疾病，并可享受饮酒的乐趣，是人生一大快事。但若嗜酒如命，滥喝狂饮，不但不能养生治病，而且还会诱发很多病症，亦会给社会、家庭和个人带来诸多不必要的麻烦。

五、药酒的正确饮用及外用方法

药酒一般分为内服剂与外用剂。大多数内服剂均可供外用,诸如外擦、调药末外敷、理疗、导入均可。但外用剂绝不可内服。因为,大多数外用剂内均含有毒性较强的中草药,内服后会引起中毒反应。所以,正确地饮用或外用药酒,可以提高疗效,减少或避免不良情况的发生。

1.使用药酒的五要:①要明白饮用药酒的禁忌症。②要清楚知道自己的身体状况,是阴虚、阳虚、寒邪,还是热邪,这叫作辨证。③要明白选用什么方,用什么药,诸如补阴、补阳、祛寒或清热,这叫施治。④要熟悉药酒的制作方法。⑤要明白药酒的饮用方式及外用方法。

2.饮用药酒要中病即止,亦即病好了就不要再继续饮用。既然是养生药酒,在饮用时宜少勿多。补药多了,反而吸收不了,造成胃肠负担过重,而且浪费药资。

3.煎煮法:一定要遵照药方中的剂量用药。通常第一次先用清水煎煮中药半小时,滤出药汁。第二次加入白酒或黄酒,再煎煮中药半小时左右,滤出药汁,然后把两次所煎药汁混合均匀,分三四次服用。

4.外擦药酒或调膏剂外用时:外擦药酒每次只需倒少许酒在手上,擦揉患处至局部发热后,再倒少许药酒,擦揉至局部发热,反复多次约15分钟即可。调膏剂外敷时,一般先将药酒倒入容器内,逐渐加入药粉,调至干稀适度即可。一次不要调制太多的膏剂,一般现用现调为宜,以免入干后影响疗效。

六、药酒的保存方法

1.家庭自制药酒,要贴上标签,注明药酒名称,药物主治及制作时间,以免时间久了发生混乱,错误饮用,造成不良反应。

2.夏季放药酒的地方,应选择阴凉干燥处,避免阳光直射,破坏药酒中的有效成分。

3.装药酒应选用口小肚大的瓷罐、釉罐或玻璃罐。但装过油类或化工类容器,绝不能再装药酒。

七、武当道教医药养生药酒秘方

(一)武当养生酒

配方:松针、侧柏叶、野灵芝、武当参、生地、丹参各250g,红豆杉树枝100g,糯米50kg,小曲10个,大曲2.5kg。

制法:照"酿制法"中的"药黄酒酿制法"酿制。

功用:补气养血,滋阴壮阳,强身健体,益寿延年。

主治:气血双虚、肝肾亏损、脾胃虚弱、面色无华、周身乏力、腰膝疲软、头晕耳鸣、阳痿早泄、纳呆腹胀、失眠多梦等一切虚弱之症。

用法:每日早晚饭前服20~50ml。

本方乃笔者自拟。

(二)参斛延寿酒

配方:党参、丹参各40g,人参20g,石斛100g,白酒5kg。

制法:将4味中药置于容器中,加入白酒(酒精含量应在50%以上),密封于容器中,浸泡21天,滤去药渣即可饮用。无糖尿病者,可于饮用前加入冰糖200g,饮用更妙。

功用:养阴,益气,健脾,活血。

主治:大病后阴虚,五心烦热,肺肾阳虚,气喘乏力,并对大病后引起的气阴两虚以及没有明显临床病状,但全身疼痛不适的亚健康状态之人,作养生保健饮用。

用法:每日晚饭前饮用 10~30ml。

配方来源:此方来自原均县第二人民医院一名老中医张公田,1956年为患者杨振明开此处方。杨振明服用此药酒数十年,体健少病。1989年,81岁高龄的杨振明将此药方传于本人。当笔者见到张公田医师所开的处方原件时,处方已被杨振明精裱过数层。

(三)人参茯苓酒

配方:人参、生地、茯苓、白术、白芍、当归、龙眼肉、红枣(去核)各250g,冰糖300g,优质白酒20kg。

制法:照"药酒制作方法"中的"热浸法"制作备用。

功用:气血双补,健脾养胃。

主治:气血亏虚,脾胃虚弱,形体消瘦,气短乏力,怕冷自汗,失眠多梦。

用法:每日早中晚饭前饮用 10~30ml。

配方来源:本方是流传于武当山地区民间多年浸药酒方。笔者于1983年在丹江口市六里坪镇收集到此方。

(四)长生固体酒

配方:武当参、枸杞子、野山药、五味子、天门冬、麦门冬、生地黄、红丹参各150g,鲜白果36粒,熟地80g,白酒10kg,冰糖200g。

制法:照"药酒制作方法"中的"热浸法"制作备用。

功用:益气养阴,强身健体。

主治:对气阴两虚,四肢无力,腰膝酸软,心烦失眠,头晕目眩,皮肤粗糙,可作为养生服用。

用法:每日早中晚饭前饮用 10~30ml。

配方来源:此方引自武当山所藏医书《寿世保元》。但通过临床加入丹参与鲜白果,怀山药改为本山所产的野山药,人参改为本山所产的武当参,增强了养阴、活血、美白皮肤之功效,适应范围更加广泛。

(五)长春酒

配方:炙黄芪、人参、白术、茯苓、当归、白芍、姜半夏、肉桂、陈皮、制南星、川芎、姜厚朴、砂仁、草果、青皮、槟榔、苍术、木香、藿香、檀香、木瓜、五味子、石斛、杜仲、薏米仁、炙枇杷叶、白蔻、炒神曲、炒麦芽、炒山楂、炙甘草各20g,丁香5g,优质白酒15kg,冰糖500g。

制法:照"药酒制作方法"中的"热浸法"制作备用。

功用:益气养血,理气化痰,健脾和胃,消积化食。

主治:气血不足,痰湿内盛,咳喘多痰,气短乏力,动辄自汗,食欲不振,消化不良,呕吐腹胀,胸闷心悸。凡素来脾胃虚弱,寒湿偏重者均可饮用。但形体消瘦,阴虚火旺者慎用。

配方来源:本方引自武当山所藏医书《寿世保元》。

第四篇 武当道教医药膏药疗法

第一章 膏药的概述

第一节 概述

现代医学的发展给人类健康带来了新的希望，同时现代医学某些方面也使人们由此步入困惑。如：人体抗药性越来越强，医源性疾病，特别是药源性疾病的迭出丛生，使人类吃尽了苦头。世界各国的医务工作者都在苦苦寻觅走出困惑之路。因此，在国际间兴起了一股崇尚自然疗法的新潮。通过数年的验证对比，中国医学内病外治的膏药疗法，不仅能治好很多外科病，又对很多内科疑难病、常见病亦能达到很好的治疗效果，并且它有使用安全、没有痛苦、配制方便、便于携带、容易保管等诸多优点，深受广大患者的真爱，使世界各国的医学专家产生了浓厚兴趣。

由于历史的原因，中国的膏药疗法受旧时代社会封闭性和人们观念保守性的影响，膏药疗法派别甚多，相互保守，虽然各处膏药均有所长，但也有许多弊端，不能适应现代人的需要，也阻碍了膏药疗法走向世界的步伐。我们在研究、整理武当道教医药内病外治法时，发现武当道教医药的膏药疗法很有特色，特介绍于下。

第二节 起源

武当道教医药认为世界上一切事物均是以气为本，人体也不例外，认为药物治病真正起作用者，是其药气也。药物入口进胃，由脾消化、吸收和运输，把药物中的精微与其他有关脏腑合作，将其运到全身各个部位，这种药物精微，可以理解为药气。因为只有药气才能渗透到经络内，进入气血循环，运送到所需之处。药物中的糟粕则是由胃入小肠进入大肠肛门排出体外。根据这一道理，道医们在道教"符"的启示下，发明了膏药疗法。"符"在《说文》中曰："符，信也。汉制以竹，分而相合，从竹付声"。从字面上讲，符是信物。道教称"小则为灵符，大则为真箓。"灵符是为人体祛邪消灾治病，真箓则为太上与九天众圣之秘言。因此，道医们以符为载体，将自己的内功和为人治病消痛的良好信息传递给患者。道医们认为，字是气所结，符是字之精，以道之精气布之简墨，会物之精气，以却邪伪，辅助正真，从而达到治病疗伤之目的。符多用朱砂书写在布或纸上，贴在患者病痛处，由于朱砂本身的药理作用，能减轻部分患者病痛。在此基础上，经过历代道医不懈努力，临床不断使用、总结、研究、提高，在朱砂的基础上，根据不同病情，使用不同药物，提高了治疗效果，取得了民众信任。根据武当道教协会现藏医书《摄生众妙方》，在明代嘉靖年间武当道教医药中的膏药疗法已在处方、用药、制作、剂型、使用等多方面形成了一个完整体系。这些处方、用药、制作、使用等多方面，现在看来仍有它的先进之处，临床疗效也非常可靠。

第三节　治病机理

一、皮肤隔而毛孔通

皮肤是人体的防御屏障，就其面积和重量而言，它是人体全身最大的一个器官。原来有人认为，皮肤作为人体防御屏障没有吸收药物的功能，但道医们根据自己练功时体会，皮肤虽然把身体内外隔开，但皮肤上的毛孔，确是内外相通的。在体外用药，药物中的精微即药气，可以通过毛孔进入皮内，通过经络作用，药物有效成分参与体内气血循环，运送到所需之处，达到体外用药医治百病的目的。当然，用现代一些科研成果，更能证实这一观点的正确性。

1.有资料证实，敷在皮肤上的药物，可通过汗腺为通道，角质层转运（包括细胞内扩散、细胞间扩散）和表皮深层转运而吸收药物有效成分。

2.水合作用：皮肤角质层的含水量与环境、湿度有关，膏药的外贴，使局部"气闭藏而不泄"局部形成一种汗水难以蒸发扩散的封闭状态，使皮肤角质层含水量由5%～15%增至到50%。有文献证明，在这种环境下，药物渗透皮肤的速度可增加4～5倍，同时还能使皮温从32℃增至37℃，从而加快了药物的透皮速度。

3.芳香性药物的促进作用："开窍有香""破结有辛"。武当道教医药的膏药方中，冰、麝、檀、菖、椒、芥、姜、桂之类的芳香药，几乎随方皆有。实验证明，用芳香性药物于局部，可使皮质类固醇透皮能力提高8～10倍。

二、经络是膏药疗法的重要理论依据

《灵枢·海论篇》曰："夫十二经脉者，内属脏腑，外络于肢节……"说明经络系统是联系人体内外、上下、表里、左右等各方面的联系机构。它内连属脏腑，外布于五官七窍、四肢百骸、运行气血、濡养全身。经络在病理状态下可传导病邪反映病候。道医们根据经络的这些功能,结合"子午流注"气血循环的规律,在体表—经络皮部和穴位敷贴膏药,达到不见脏腑,药物却直达脏腑的治疗目的。《素问·缪刺论》曰:"夫邪之客于形也,必先舍于皮肤,留而不去,入舍于孙脉;留而不去,入舒于经脉。内连五脏,散于肠胃,阴阳俱感,五脏乃伤。"膏药贴于体表,正是由病邪入内的这一途经,亦能达到"阴阳俱感,五脏乃治"的目的。有一乳痈患者,用生半夏塞鼻孔治疗,15分钟后,蚁行感顺鼻—上唇—口角—下颌—锁骨上窜,沿足阳明胃经线直抵乳房,很快即有乳汁流出,生动地显示了经络在外治法中的作用。

第四节　用药特点

凡内治之方,俱可移作外治,然亦有不限于内治成方而随证制方。其制方之道,其异之大致有三:

一、曰方大

体表用药,药物吸收不如内服之能达到必需的浓度。再则膏贴外治,常是一膏多病,如无广络原野之势,焉能涵盖诸病。膏药外治法中安全系数大,副作用小,可以放胆用之。制方用药虽庞大,并非乱拼瞎凑,而是有理(医理、药性)、有据(根据官方多效者,师授秘方之奇验者),故能取得"物以杂而得全,功以协而成和"的效果。

二、曰不避"反""畏"

《本草》言明的"十八反""十九畏",在内治法中作为配伍禁忌，可说是百代宗之。但是在外治法中不仅不忌，有时还有意配伍使用，这就是外治制方的一大特点，"二物性反，正取其相激为用"，利用药物间的"反""畏"，是外治法中运用配伍以强药势的一个重要措施。

三、选药必取猛、生、香外治法

由于隔着皮肤这一屏障，欲使药物能深入发挥作用，首先必须突破这一屏障，这一要求反映在选药上，就是必须选用猛药、生药、香药。猛药者，是指药峻烈，甚为有毒之品，很多内服方中是禁用、慎用的，在外治方却是不可缺少的要药，如乌、附、斑蝥、砒、硫黄、巴豆、牵牛、芫花、大戟、木鳖、蓖麻、轻粉之类。生药者，不经炮制，气雄力足，如姜、葱、蒜、韭、薤、槐、柳、桑、桃、凤仙、苍耳、芫荽、生半夏、生南星及诸草药之类。香药，以香为用，穿透力强，如冰、麝、沉、檀、苏合、菖蒲、乳香之类。这三者的共同点是功能大，故外治方中方方皆有，为必用之品，直达病所，使"功决滋助，无不如志"。蓖麻能拔病外出，乳香能引药气入内，木鳖仁能追病源，金凤草能透关节，透骨草能深入骨髓。笔者作了武当道教医药膏药方50个，所用药味统计，使用频率在30次以上的有芷、芎、夏、星、姜、葱、槐、柳、桑、木鳖、蓖麻、山甲等，无一不是猛、生、香类。恩师朱诚德大师有一个生动的比喻："统领健儿斩关门夺门，擒贼歼魁，此兵家之所以制胜也，膏亦似之。"

"辨证施治"是处方遣药时首先要辨证求因，掌握发病机理，然后按照组方的"君、臣、佐、使"和"二毒"的深浅进行处方用药。根据常见病和外用药的特点，中药膏药处方中的药物可分为以下几类：

（一）消瘀止痛类药物

消瘀止痛类方剂是以当归、红花、乳香、没药、洋金花、天仙子、马钱子、罂粟壳等为主，配以行气消滞的青皮、香附、丁香，祛风除湿的羌、独活、海桐皮、川椒、南星、灵仙、防风，清热解毒的大黄、芙蓉叶、公英、山栀、赤小豆，舒筋活络的土鳖、穿山甲等，组成具有消瘀止痛、活血祛湿、清热行血功效的方剂，用以治疗跌打损伤、骨折、筋断、扭挫折新伤、瘀血肿痛者以及风湿痹阻经脉诸痛症。

（二）舒筋活络类药物

舒筋活络类方剂是以紫荆皮、木瓜、防风、当归、川芎、三七、威灵仙为主，配以祛风胜湿的羌活、独活、秦艽，清热祛湿的苦参、防己，温经散寒的川椒、川芎、草乌、肉桂，行气化湿的厚朴、木香、茴香，活血止痛的丹参、丹皮、白芷、乳香、玄胡、马钱子等，组成具有舒筋活络、散瘀止痛、清热祛湿等功效的方剂，用以治疗跌打损伤中后期和风湿痹症，局部肿胀疼痛、酸楚麻木、关节活动不利等症。

（三）温经通络类药物

温经通络类方剂是以桂枝、细辛、木鳖子、南星、当归为主，配以祛风胜湿的防风、秦艽、羌活、白芷、苍术、五加皮，祛风强筋的虎骨、牛膝、续断、鹿茸，行气活血的木香、丁香、乳香、没药、血竭等，组成具有温经散寒、通络活络、祛风除湿、化瘀止痛、强筋壮骨功能的方剂，用以治疗损伤日久，正气虚弱，寒痰湿毒入侵筋骨而致阴疽、流注，或跌打损伤后期,瘀滞未尽,风寒湿邪乘虚而入,痹阻经脉、肢体麻痛。

(四)接骨续筋类药物

接骨续筋方剂以自然铜、土鳖虫、木鳖子、续断、血竭、乳香、没药、接骨木、落得打等为主,配以活血祛瘀的当归、肉桂、苏木、红花、紫荆皮,祛风胜湿的白芷、天南星、川椒等,组成具有接骨续筋、活血祛风、消肿止痛功效,用以治疗跌打损伤、骨折筋断早中期以及骨折整复后,需促进筋骨接续者。

(五)拔毒生肌类药物

本类方剂组成以象皮、血竭、东丹、密陀僧、火硝、雄黄、乳香、明矾为主,配以清热解毒的大黄、赤芍、生地,祛腐生肌的轻粉、白砒、赤石脂、白蜡等,组成具有清热凉血、活血祛瘀、拔毒生肌、敛疮止痛功效的方剂,治疮疡、瘰疬、疔毒、痔瘘以及创伤溃疡、疮口流脓、腐肉不去、新肉不生、久不愈合者。

第五节 制作特点

一、软膏

包括有调和膏、捣和膏和蜡油膏、浓缩膏。

(一)调和膏

是将所用药物分别研为细面,使用时根据不同病情选用不同药物,用凉开水、鲜药汁、姜汁、葱汁、白酒、醋、凡士林、蜂蜜、香油、桐油、鲜鸡蛋等不同原料,将所需药面称准合匀,调成所需药膏,敷贴于患处,每日一换或每日几换。这类膏药大多现用现配，不宜久放。它的特点是：配制方法简单，技术要求不高，临床使用方便，用药针对性强，适应症广，使用安全，毒副作用小。

（二）捣和膏

选用鲜植物药、动物药，按其要求用木臼、石臼、铁臼等器皿，捣烂成膏，敷于患处，每日换药一次或几次。此膏亦只宜现用现配，不宜久放。另一种捣和膏先用香油、桐油、松香、蓖麻仁等原料，加入所需药物用石臼或铁臼捣和成膏，此膏配制较为费力，但有些药膏可以长期存放，每日换药一次。

（三）油蜡膏

按处方选择地道药材，去杂质，称准所需量，泡入一定量的香油、桐油中，夏日泡3天、春秋泡6天、冬天泡7天，放火上，小火将所泡药物炸枯黑，过滤药渣，复将药油倒入干净锅内，加入一定量黄蜡、白蜡，将其加热化开，倒入药缸或药罐保存，每日换药一次或两次。

（四）浓缩膏

选择鲜药或中草药，先将药物杂质去净，放入砂锅或者不锈钢锅，煎煮2~3次，每次煎煮1个小时左右，取所煎药汁合匀，再放入锅内煎熬至浓缩成浸膏，或将所熬浸膏干燥，密封保存，临用时再用其他原料调膏外用。

二、硬膏

包括有铅膏和无铅膏两种。

（一）有铅膏

是按处方称准药物，浸泡入香油、桐油、菜子油中，亦按春秋5天、夏3天、冬7天，放火上小火将药炸至枯黑，过滤去药渣,复将药油倒入干净锅,熬至滴油入水成珠,离火下去过水分的铅丹或樟丹,去火毒。摊布或者纸及兽皮使用,用时用微火烤化,稍凉贴患处。此膏可以长期存放,便于携带,但它含有铅类物质,对人体有害,武当道教医药中很少使用。

(二)松油膏

是武当道教医药最常用的一种制膏药的方法。按处方选择地道药材,细药麝香、冰片、血竭等研成细面备用,其他药物,按上述熬浸膏的办法,将药物熬成浸膏,再将浸膏干燥,研为细粉备用。用锅将松香小火化开,加入上述的浸膏药粉,待药粉被搅均匀后,将药膏倒入预先准备好的水中,用手将膏扯拉至金丝一样,膏即成备用。此膏特点是:含药量浓度高,疗效是铅油膏的数倍,并且无毒副作用,用时不需烘烤,直接贴用,并且清洁卫生,便于制作和使用。

第六节 膏药常贴部位与穴位

一、膏药常贴部位

外科骨伤科疾病,一般贴敷病变部位,内科、儿科、妇科病症一般贴于内脏附近穴位。大体可分下列几种。

(一)按经穴贴

如头痛、偏头痛贴太阳穴;气管炎、咳嗽贴璇玑、华盖、膻中、风门、肺俞、膏肓穴等;胃病贴中脘、胃脘等;肠病贴关元、天枢、大肠俞等;小腹痛贴气海;肝区痛贴右侧期门、章门、内关、肝俞等;肾区痛、腰痛贴肾俞、命门;肩关节痛贴肩井、天宗、缺盆;肘关节痛贴曲池;腕关节痛贴内关、外关;膝关节痛贴阴陵泉、鹤顶;坐骨神经痛贴环跳、合阳、承筋、昆仑;腿痛贴风市等;筋骨疼痛、腰腿酸软可贴命门、肾俞、阳陵泉等穴。

(二)按所患部位贴

如跌打损伤、扭闪挫伤、冻伤、烫伤、肿痛硬结、肌肉关节游走疼痛、各种皮肤病、疮疡病,患在何处即贴何处。内、儿、妇科病症,可根据脏腑器官的解剖部位贴膏药于前后胸腹体表的俞募穴。

(三)按解剖位置贴

腹痛贴腹部,咳喘贴肺部,胃痛贴胃部,肾病贴在右肾区,月经痛贴小腹部,肩痛贴肩部,颈痛贴颈部,膝痛贴膝部等。

二、常用穴位

太阳:位于眉梢和外眼角之间,向后一横指凹陷处。主治目疾、头痛等。

翳风:位于平耳垂下缘的凹陷中,乳突前下方。主治耳疾、腮腺炎、面肌麻痹、五官科疾病等。

下关:位于耳屏前约一横指,颧弓下缘凹陷中。主治牙痛、三叉神经痛、颞颌关节炎等。

颊车:在下颌角前上方约一横指,当咬牙时肌肉隆起处。主治牙痛、腮腺炎、面肌麻痹等。

璇玑:前正中线,平第一肋上缘。主治咳嗽、气喘、胸痛等。

华盖:前正中线,平第一肋间隙。主治咳嗽、气喘、胸痛等。

膻中:前正中线,平第四肋间隙。主治胸痛、咳喘、乳痛等。

中脘：在脐上4寸。主治胃痛、腹痛、腹泻、呕吐等。

神阙：脐中央。主治腹痛、泄泻、脱肛、癃闭、水肿等。

气海：位于脐下1.5寸。主治腹痛、泄泻、便秘、遗尿、遗精、月经不调、疝气等。

关元：脐下3寸。主治遗尿、尿闭、小便不利、泄泻、腹痛、遗精、阳痿、疝气、月经不调、痛经、崩漏、带下、不孕等。

天枢：脐旁2寸。主治肠鸣、泄泻、腹胀、便秘、痢疾、月经不调等。

章门：第十一肋端稍下方。主治腹胀、泄泻、胁痛胀满、黄疸、肝胆病、乳痈等。

大椎：第七颈椎棘突下。主治咳嗽、气喘、头痛、项强、热病、小儿惊风、癫痫等。

命门：第二腰椎棘突下。主治腰痛、阳痿、男子不育等。

风门：位于第二胸椎棘突下。旁开1.5寸处。主治伤风、咳嗽、发热头痛、胸背痛、头项痛等。

肺俞：位于第三胸椎棘突，旁开1.5寸处。主治咳嗽、气喘、咯血、盗汗、骨蒸等。

心俞：位于第五胸椎棘突下，旁开1.5寸处。主治心悸、心痛、失眠、健忘、咳嗽咯血、梦遗、癫痫等。

膈俞：位于第七胸椎棘突下，旁开1.5寸处。主治心痛、胸闷、喘咳、腹痛、咯血、吐血、呃逆、贫血、潮热、盗汗等。

胰俞：位于第八胸椎棘突下，旁开1.5寸处。主治腹胀、消谷善饥、胸闷、胁痛等。

肝俞：位于第九胸椎棘突下，旁开1.5寸处。主治黄疸、胁痛、吐血、目赤、目眩、脊背痛、癫痫等。

胆俞：位于第十胸椎棘突下，旁开1.5寸处。主治胁痛、黄疸、口苦、胆囊炎、胆石症、肺痨、潮热等。

脾俞：位于第十一胸椎棘突下，旁开1.5寸处。主治腹胀、泄泻、痢疾、呕吐、黄疸、背痛等。

胃俞：位于第十二胸椎棘突下，旁开1.5寸处。主治胃脘胀痛、呕吐、腹泻、肠鸣、脾胃虚弱等。

肾俞：位于第二腰椎棘突下，旁开1.5寸处。主治遗精、阳痿、遗尿、水肿、月经不调、白带、腰痛、耳鸣、耳聋等。

次髎：第二骶后孔中。主治月经不调、痛经、闭经、带下、阳痿、腰痛等。

大肠俞：位于第四腰椎突下，旁开1.5寸处。主治腰痛、腹胀、泄泻、便秘等。

膏肓：位于第四胸椎棘突下，旁开3寸处。主治咳嗽、气喘、肺痨、健忘、遗精等。

肩井：大椎穴与肩峰连线的中点处。主治肩背痹痛、手臂不举、颈项强痛、肩周炎等。

天宗：肩胛骨冈下窝中央。主治肩胛痛、肘臂外廉痛、气喘、乳痈等。

缺盆：锁骨上窝中央，前正中线旁开4寸处。主治咳嗽、气喘、咽喉肿痛、缺盆中痛、瘰疬等。

肩髃：位于肩峰与肱骨大结节间，当抬肩时肩端前方凹陷处。主治肩臂痛、瘰疬、肩周炎等。

曲池：屈肘时，位于肘横纹外端凹陷中。主治上肢痿痹、热病等。

外关：位于前臂背侧，阳池穴上2寸。主治上肢痿痹、肘臂屈伸不利、头痛、耳鸣、耳聋等。

内关：位于腕横纹上2寸，两筋间。主治呕吐、呃逆、心痛、心悸、胸胁痛、精神病等。

环跳：位于股骨大转子与骶管裂孔连线外1/3与内2/3交界处。主治下肢痿痹、瘫痪、腰痛等。

阳陵泉：位于腓骨小头前下方凹陷中。主治胁痛、下肢痿痹、肝胆病等。

阴陵泉：位于胫骨内侧髁下缘凹陷处。主治腹胀、腹泻、膝痛、小便不利、水肿等。

涌泉：位于足底，约足掌前1/3与中2/3交点处。主治头痛、目眩、昏迷、癫狂、小便不利、水肿、足底痛等。

第七节 膏药的临床使用范围

一、外科

祖国医学十分重视膏药在外科疾病中的应用，常见的痈、疽、疔、疖、瘰、疬等疾病早期，均可用膏药来贴敷，这是因为膏药完全阻止皮肤表面水分蒸发，可以软化角质，剥脱上皮，保持局部温度，促进药物吸收。有消炎、活血、止痒、祛风促使硬块吸收作用。如果将具有渗透和消散作用粉末状消散药，掺布于膏药上，贴于患处，使疮疡壅结之毒，移深居浅，肿消毒散。对于溃疡初期脓栓未脱或肌腐新肉未生，具有祛腐拔毒排脓作用。如果腐肉已脱，脓少将尽之时，使用膏药，能促使疮口迅速愈合。薄的牛皮纸膏药，在传统中医外科中可以作为纱布敷料的代用品，节约耗材，同样起到保护创面的作用。如化痞消痛膏,可消痞块,止疼痛。

二、骨伤科

祖国医学中使用膏药治疗骨伤科疾病比较广泛,经验也很丰富,而且都有较好的疗效。软组织损伤为常见病,扭挫伤后,血脉受损,气血瘀滞,恶血内留,结成包块,轻则肿、痛,重则影响功能活动。因此,活血化瘀、消肿止痛为本病的主要治法。急性期可辅以清热,慢性期辅以温散。膏药较内服法更有其特点,能直接作用于患处,收效快,而对其他部位没有影响。膏药治疗骨折时,能固定患肢,相对制动;维持局部温度,促使血液循环加速,有利局部新陈代谢,组织吸收,起消肿止痛的作用,促进骨折愈合。骨折增生使用膏药可祛风湿,通经止痛,软坚化结,也有较满意的疗效。如蠲痹风湿膏常用于风湿痹痛,跌打损伤。

三、内科

膏药治疗内科疾病的理论依据是"调节经脉""平衡阴阳"。因为十二经脉,内属于脏腑,外络于肢节。"行气血、营阴阳、濡筋骨、利关节"。因此,调经脉之虚实,可以治百病。膏药贴于腧穴,通过不同的药物气味,由经脉入脏腑发挥作用。

扶正祛邪,协调阴阳。武当道教医药认为,"邪之所凑,其气必虚"。邪入机体,正邪交争,正盛邪退,正虚邪进。六淫中,寒、湿伤阳,暑、燥、火伤阴,风为淫首,伴寒、湿则伤阳,伴燥、火伤阴,七情致病则脏腑气血功能紊乱而耗伤正气,因此,正虚必须扶正,调补气血阴阳,抗邪外出。《内经》云:"阴平阳秘,精神乃治"。疾病发生的过程是阴阳失调所致。健康人则阴阳平衡,互相维系。一旦失去平衡则会阴阳盛衰,阴盛则阳病,阳盛则阴病。因此,膏药治病同样也是协调阴阳,使之平衡,我们在制备膏药时,必须根据临床辨证中气血阴阳的盛衰选方用药才能达到扶正祛邪的目的。例如温阳法,就是通过扶助人体阳气以祛寒回阳,消除里寒证。如治疗婴幼儿腹泻的暖脐膏,就是膏药加上丁桂散外贴,起到温散寒邪,理气止泻。又如治疗咳喘的益气定喘膏,可润肺化痰止咳。

四、妇科

妇科病多数与经、带、胎、产有关,治疗以调经、止带、护胎为要。膏药疗法多用于乳房病、痛经等,乳病以乳痈最为常见,初产妇哺乳期易发,膏药贴敷宜早,初起红肿热痛,此为热毒壅瘀乳络所致,治宜清热解毒,行气通络,如肿硬较甚,则应泻热、软坚、消肿。若有乳漏,可加红升丹拔毒、祛腐、生新。乳房肿块,小叶增生,治宜舒肝理气,化痰活血,软坚散结。痛经者,膏药可贴于脐中或腰骶部常有立竿见影之效。

五、儿科

小儿脏腑娇嫩,形气未充,又不知调养,每易六淫侵袭,发为外感、咳逆等病。此外,由于小儿不能节食,过饥过饱,或乳食不当,均能伤害脾胃,因此小儿脾胃病较多,如呕吐、泄泻、虫证、疳疾等。腹泻若因中寒不运,治宜温中散寒,常用丁桂散、吴萸香椒粉膏药贴脐。痄腮,多由温热之邪聚少阳、阳明经。宜清热解毒,消肿散结,可用大青叶粉或麝香膏药贴敷。

第八节　膏药应用注意事项

1.所贴部位要选择准确,严格消毒,有破口者一定要用无菌盐水或碘伏消毒后,再敷用膏药。

2.膏药贴敷前需加温烘软,但应注意药物温度,防止烫伤。

3.按时换药,随时观察用药局部情况。

4.贴后发生瘙痒,可在膏药外按摩,若无效可先将膏药取下,用酒精擦后再贴膏药。

5.对膏药有过敏者,如发生瘙痒、皮疹、水疱、溃烂等,应将膏药取下,用酒精消毒后,对症用药膏换药,纱布包扎,待创面好后,再酌情贴膏药。严重过敏者可用抗过敏药物治疗。

6.外用药物勿内服。口、眼、耳、鼻等处用药时,应注意药物的适应症,有毒的膏药千万不能进入口、眼、鼻、耳及肛门和前阴内。

7.孕妇慎用膏药外贴于腹部和腰骶部。禁用芳香走窜类药物外贴。

8.小儿皮肤娇嫩,不宜使用刺激性过强的药物,敷贴时间也不可过长。

9.贴用膏药同时,不会影响其他药物治疗。

所贴部位首先用乙醇清洁局部,根据疾患大小选择适当型号的膏药,揭去膏药衬纸或薄膜,贴在患部或相应的穴位上。用手揖两分钟,膏药在人体热力的作用下,膏药表面遇热软化,使之紧紧地吸附在皮肤上。对急性疾患,如痈疽疔疮、跌打损伤、咳喘、腹泻发热、关节肿痛等可连续使用;对慢性疾患,可每日贴12～18小时;对化脓已溃的疾患,每日更换1～2次;对久贴膏药出现接触性皮炎者,需局部抗过敏治疗,待痒疹消失后再继续贴敷;衣服或手被松香膏药污染时,可用汽油洗涤。

第二章 武当道教医药膏药方

第一节 武当道医膏药治风湿痹证药方

一、双雄软膏

功效：散寒止痛，风痹（游走性关节炎）。

方药：雄黄90g（细研），天雄120g（生去皮脐），硫黄90g（细研），朱砂90g（细研），附子120g（生皮去脐），人参90g（去芦头），当归90g，细辛90g，防风90g（去芦头），白芷80g，桂心90g，干姜90g，川芎90g，川椒90g（去目及闭口者），独活90g，菖蒲90g，川大黄90g，藁本90g，白术90g，吴茱萸90g，松脂250g（后入）。

制法及用法：上药细切，以酒浸24小时，然后再取生地黄250g，捣取汁，同入猪脂中，慢火煎之，以药味尽为止，以绵滤去渣，后下松脂、雄黄、硫黄、朱砂等，以柳枝不断手搅，膏凝，收入瓷盒中。摊贴患处。

二、乌头摩风膏

功效：痛风及皮肤不仁，筋肉拘急（关节炎，皮肤麻木，肌肉痉挛）。

方药：川乌头15g（生用去皮脐），防风15g（去芦头），桂心15g，白芷15g，藁本15g，川椒15g（去目），吴茱萸15g，白术15g，细辛15g，白附子15g，藜芦15g，莽草15g，羌活15g，黄蜡150g，猪脂500g，干姜90g，川芎15g。

制法及用法：上药细切，放猪脂于锅中煎之，后入诸药煎，待白芷色黄，候药味出尽，以新布绞去渣，更以绵布滤过，将锅拭净，重入膏于慢火中熬之，再下黄蜡令消，去火，待稍冷，收于瓷器中。每有痛处，于火边手乘热取膏摩之一二百遍，以手涩为好。

三、踯躅摩风膏

功效：痛风，肌肉顽痹，隐疹（关节炎，肌肉性麻木，麻疹）。

方药：踯躅花 30g，羌活 30g，防风 30g（去芦头），川芎 30g，杏仁 30g（烫去皮），细辛 30g，当归 30g，白蔹 15g，白及 15g，白芷 15g，丹参 15g（去皮脐），川乌头 15g（去皮脐），皂荚 15g（去黑皮），川椒 15g（去目），莽草 15g，川大黄 15g，苦参 15g。

制法及用法：上药细切，以醋 70ml 搅匀，经三宿后，以慢火炒干，腊月猪脂 1000g，以慢火同煎一日，候药味出尽，以新布绞去渣，更以绵滤过，再入锅中煎，以柳木棍不断手搅，成膏，候凝，收于瓷盒中。每取一弹子大抹于疼处。

四、加皮膏（宝珍膏）

功效：风湿寒痹疼痛（风湿性关节炎疼痛）。

方药：五加皮 9g，生地 9g，茅术 9g（炒），枳壳 9g（炒），莪术 9g，桃仁 9g（去皮），山奈 9g，当归 9g，川乌 9g（制），陈皮 9g，乌药 9g，三棱 9g，大黄 9g，首乌 9g（制），草乌 9g（制），柴胡 9g，防风 9g，刘寄奴 9g，牙皂 9g，羌活 9g，威灵仙 9g，赤芍 9g，南星 9g（制），香附 9g（制），荆芥 9g，白芷

9g,海风藤 9g,续断 9g,良姜 9g,独活 9g,麻黄 9g(去节),甘松 9g,连翘 9g,血余 60g,黄丹 900g(炒),肉桂 6g,麝香 6g,木香 6g,附子 6g(去皮制),冰片 9g,小茴香 9g,樟脑 9g,乳香 9g(制),没药 9g(制),阿魏 9g,细辛 9g。

制法及用法:用棉子油 2000ml 将生地下三十六味煎至药枯,去渣滤清,加入血余炭、黄丹,熬成膏。再将肉桂下十一味研细末搅入膏药内,摊在红布上。大号用膏 15g,中号 9g,小号 7.5g,贴患处。

五、善救万全膏

功效:鹤膝风,风湿寒痹,瘰疬,跌打损伤,肝脾痞块等(关节炎,游走性关节炎,外伤,肝脾肿大),咳嗽、疟疾贴背心第七椎,倘贴后起泡水出,此病气本深,药力拔出,不必恐惧忌之。

方药:藿香 45g,木香 45g,白芷 45g,白蔹 45g,乌药 45g,大生地 45g,贝母 45g,丁香 45g,白及 45g,当归尾 45g,僵蚕 45g,檀香 45g,蜂房 45g,荆芥 45g,苏木 45g,红花 45g,连翘 45g,秦艽 45g,防风 45g,肉桂 45g,大枫子 45g,蝉脱 45g,羌活 45g,蓖麻子 45g,鳖甲 45g,独活 45g,萝卜干 45g,全蝎 45g,赤芍 45g,元参 45g,南星 45g,川芎 45g,枳壳 45g,艾绒 45g,白鲜皮 45g,藁本 45g,高良姜 45g,桃仁 45g,杏仁 45g,香附 45g,牛膝 45g,苍术 45g,威灵仙 45g,川乌 45g,草乌 45g,续断 45g,黄芩 45g,麻黄 45g,牙皂 45g,金银花 45g,紫荆皮 45g,骨碎补 45g,海风藤 45g,黑山栀 45g,大黄 90g,蜈蚣 35 条,蛇蜕 5 条,槐枝 35 寸,柳枝 35 寸,桃枝 35 寸,桑枝 35 寸,楮枝 35 寸,榆

枝 35 寸,桂枝 35 寸,血余炭 9g,松香 50000g,橡皮(滤过),百草霜 5000g(研细筛过)。

制法及用法:麻油 10000ml,除松香、百草霜外俱浸入,火熬,以药枯油黑,滤去渣重称,每药油 360ml,下滤净松香 200g,同熬沸,每锅下百草霜细末 180g,勿住手搅,俟火候成时,则倾入水缸内,以棒搅和成块,扯拔数次,收贮摊贴患处。

六、集宝疗痹膏

功效:风寒麻木,痹证(风湿病等)。

方药:生姜汁 300ml,竹汁 300ml,川乌 12g,草乌 12g,南星 12g,半夏 12g,当归 12g,红花 12g,独活 12g,羌活 12g,大黄 12g,桃仁 12g,山甲 12g,肉桂 30g,白芷 12g,陀僧 60g,硫黄 250g,松香 500g,麻油 500ml。

制法及用法:上药煎好,加乳香、没药、血竭、胡椒、樟脑、细辛、牙皂末各 6g,若加商陆根、凤仙、闹羊花、鲜烟叶、鲜蒜、鲜豨莶草等汁更妙。摊贴患处。

第二节　武当道医滋阴壮阳膏药方

一、保真膏方

功效:此膏能存精通气、固本强壮、壮筋骨、活气血、补肝肾、延年益寿,用药百日,阳事坚硬,有百战不泄之功,兼能治男女下焦虚冷、遗精百浊、赤白带下、子宫虚寒、不孕之症,又治风湿、肚疼、痞块,并皆治之,此膏累有神效,妙不可言。

方药:天冬、麦冬、附子、小茴、大茴、羌活、木鳖子、独活、武当参、武当追风草各30g,麻油500g。

制法：

第一步制法：将上药浸入麻油内3日,放文火上熬至药枯黑,捞净药渣,留药备用。

第二步制法：取大鲫鱼一条(约500g重)去鳞肠,洗净,用雄黄、朱砂各15g,硫黄160g,各研细粉合匀,装入鱼肚内,外用绵纸包裹数层,外用面包裹放入灰火内煨熟,取出晾冷,拣去三味药备用。将鱼刺及鱼头去之不用,即将鱼肉与药同捣如为丸,如绿豆大,白面为衣,晒干备用。

第三步：用白乌骨雄鸡一只,饿三天,始用淘米水饮之,待鸡腹内无粪,将鸡肛门缝住,将第二步新制药丸徐徐喂鸡。药喂完后,将鸡杀死,取出鸡内脏连肠晒干研为细面,备用。

第四步：熬药方法：取第一步熬的药油150g,松香150g,葱汁、陈醋各150g,下松香熬化,下第三步所得的鸡粉,搅匀,取下火,急下后细药粉(细药粉方：乳香15g,没药15g,母丁香10g,干姜10g,蜻蜓3对,肉桂30g,山甲15g,阿片10g,麝香3g,共为细粉)搅匀成膏,用瓷罐盛之,每用绢一方,摊膏药10g。

用法：先用姜汁将肚脐擦热,贴上膏药,双手相对摩擦至热,熨磨膏药一百次,阳事自然坚壮,每膏贴用3天,连续贴用百日(如局部瘙痒起疹,可停用膏药几天,待局部皮肤痊愈,再连续用之)。用药期间,要特别注意节制房事,不可泄精过度。用药百日后,可达百战不泄之功。

二、千金不易比天助阳补精膏

诗曰：灵龟衰弱最难全，好把玄书仔细看。

　　　助老精神还少貌，时常勤用返童颜。

　　　金龟出入超凡圣，接补残躯越少年。

　　　虽然不到天仙位，却向人间作地仙。

功效：此膏专添精，补髓，不泄，助元阳润皮肤，壮筋骨，理腰疼，治下元虚损及五劳七伤，半身不遂，下部虚多汗，膀胱病症，脚腿酸麻，阳事不举。男子贴之：行步康健，气力倍增，奔走体轻。女人贴之：能除赤白带下、砂淋血崩、宫虚不孕。治痈疽疮疖，通二十四道血脉，坚固身体，返老还童，专治哮喘及虚痨之病。

方药：香油700g，甘草100g，远志、牛膝、虎胫骨、川续断、熟地、肉苁蓉、鹿茸、蛇床子、天冬、生地、菟丝子、肉豆蔻、川楝子、紫梢花、木鳖子、杏仁、官桂、大附子、谷精草各15g，松香1.4kg。

制法：将上药用油炸透去渣熬至药油滴水成珠，下松香化开，离火下细药方粉（细药方：雄黄、硫黄、仙人掌、延龄草、沉香、蟾蜍、木香、乳没、丁香、阳起石、阿芙蓉、麝香各10g，共为细粉）搅匀成膏，收贮瓷罐内，封口严密，入水中浸泡15天，去火毒，然后用绢一方，膏药20g。

用法：平时健身贴肚脐上，或贴两肾俞、命门穴。其他病症，须辨症取穴。此膏神效，不可轻易授人，故曰千金不易比天助阳补精膏。

三、太乙神功元气膏

功效：滋阴益肾，补气养血，主治男子肾寒精冷、阳痿早泄、女子子宫虚寒、久不孕育,久贴此膏,可益寿延年,强筋壮骨,返老还童。

方药:人参、当归、黄芪、生地、熟地、白术、狗肾、肉桂、附子、淫羊藿、补骨脂、乳香、白芷、香附子、杜仲、首乌、麦冬、天冬、武当追风草各30g,香油1kg。

制法:将上药用油炸至枯黑去渣,药油入净锅内文火熬至滴水成珠,用松香调膏药老嫩适度离火,下细药粉(细药粉方:冰片、麝香、蟾蜍、蚕子、蜻蜓、沉香各10g,研细粉)。搅匀成膏,贮于瓷罐内,去火毒,用绢一方,膏药10g。

用法:贴肚脐,每三天换药一次,连用百日见效。

四、黄仙毓麟固本膏

功效:补肾固精,散寒止痛,主治肾虚体弱、梦遗滑精、腰膝酸软以及妇女痛经、带下不孕,久贴固本延年,返老还童。

方药:杜仲、小茴、川附片、牛膝、续断、甘草、大茴、天麻、紫梢花、补骨脂、肉苁蓉、熟地、木香、锁阳、仙人骨、生龙骨、武当参、朱砂根、延龄草。

制法:用香油将上药炸枯去渣,熬至滴水成珠,嫩松香调其老嫩适中,离火下细药粉(细药方:沉香、乳香、鹿茸、丁香、海马、麝香,共为细粉)搅匀成膏,去火毒,收贮备用。

用法:用细绢一方,取膏药20g,摊平外用,男子贴肾俞穴,妇女贴脐上。

五、老君封脐避邪膏

功效:补肾散寒止痛,治诸虚不足、阳痿腰痛、遗精、盗汗、虚寒腹痛,久贴寒暑不惧,毒邪不侵。

方药:锁阳、川椒、川附子、吴萸、韭菜子、紫梢花、白芷、生地、当归、熟地、白首乌、天冬、麦冬、杜仲、武当参、头顶一颗珠、七叶一枝花、展旗朱砂根、大茴、小茴、黑山羊肾、补骨脂、菟丝子、蛇床子、续断、官桂、透骨草、武当追风草。

制法:上药用香油炸枯去渣,药油熬至滴水成珠,用阿胶、松香收膏,每贴膏药重 10g,摊在细绢上贴用。

用法:贴肾俞和肚脐,每贴膏药贴 5 天,连用百日有效。

六、罗仙姑保贞神膏

功效:滋阴补气,暖肾散寒,主治男子气虚肾寒,阳事不兴,久无子嗣,腰膝酸软,以及动辄气喘自汗,头晕头痛,颈强背酸重或手脚麻木,妇女气虚血亏,行经腹痛,久不孕育,面色灰暗生斑,性欲淡默,失眠多梦。

方药:蛇床子、川楝子、枸杞子、桑葚子、楮实子、车前子、木鳖子、菟丝子、白芥子、牛蒡子、韭菜子、紫苏子、葶苈子、马前子、生杏仁、生桃仁、核桃仁、白果仁、酸枣仁、柏子仁、巴豆仁、蓖麻仁、生地、首乌、黄精、黄芪、武当参、南星、甘遂、柴胡、山栀、熟地、白术、苍术、川乌、草乌、半下、贝母、黄柏、黄连、白芷、菖蒲、知母、血竭、樟脑、乳香、没药、蟾蜍、冰片、麝香、玄参、枳壳、槟榔、续断、五加皮、骨碎补、蜈蚣、全虫、土元、蛴螬、蜻蜓、申红、大戟、天麻、防风、灵仙、白蔹、人中白、延龄草、武当追风草、棱椤果、荆芥、大黄、木通、血藤、硫黄、山甲、朱砂根、薄荷、白芍、川芎、细辛、清风藤、朱砂莲、文王一枝笔、七叶一枝花、江边一碗水、甘草、朱砂、雄黄。

制法:上药精选地道药材,去净杂质,粉为粗末,过60目筛,备用。用香油2.5kg,柳枝、桃枝、桑枝、桂枝、榆枝、槐枝各100g,将药放入油内,文火炸至诸枝枯黑,滤去药渣,留油备用。用石臼、石杵,不见铁器,不用火炼,加适量松香及药油,将上药锤至成膏。

用法:将膏摊在绢布上,贴肾俞穴、神阙穴、关元穴、命门穴,每次用膏2~3贴,上穴交换使用,每贴膏用5天,连续用药百日。

第三节 武当道医膏药治胃肠病方

一、老君行水膏

功效:怔忡(贴心口),干呕而吐(用生姜半夏为团,搽后贴),痞满而痛(贴痛处或掺黄连半夏末),痰饮(用控涎丹加膏内贴),水气喘嗽(气胸)(用苏子、葶苈、半夏、桑皮、木通黑丑、椒目煎抹胸口再贴膏),水结胸(用生姜搽后贴或即用十枣汤煎抹后贴),阳黄疸(贴胸脐),阳水肿满(贴心脐),热胀(贴胸脐),小便黄赤(贴胸脐及脐下,用麦冬、竹叶、木通煎抹胸),或小腹急满(湿热下注膏贴小腹),或尿涩不通(用黄芩、车前子、木通、黑山栀等利水之药煎汤洗脐下贴),大便溏泻(贴脐上),或便秘不通(贴脐上及天枢穴),又肩背沉重,肢节疼痛(贴背心及痛处),脚气肿痛(贴脐上及痛处)。

方药:黑丑60g,白丑30g,苍术15g,半生夏9g,防己9g,黄芩9g,黄柏9g,苦葶苈9g,甘遂9g,红芽大戟9g,芫花9g,木通9g,生白术60g,龙胆草60g,羌活60g,大黄

60g，芒硝 60g，黑山栀 60g，桑白皮 60g，泽泻 60g，川芎 30g，当归 30g，赤芍 30g，黄连 30g，川郁金 30g，苦参 30g，知母 30g，商陆 30g，枳实 30g，连翘 30g，槟榔 30g，郁李仁 30g，大腹皮 30g，防风 30g，细辛 30g，杏仁 30g，胆南星 30g，茵陈 30g，花粉 30g，苏子 30g，独活 30g，青皮 30g，广陈皮 30g，藁本 30g，白鲜皮 30g，丹皮 30g，灵仙 30g，旋覆花 30g，生蒲黄 30g，猪苓 30g，牛蒡子 30g，马兜铃 30g，白芷 30g，升麻 30g，川楝子 30g，地肤子 30g，车前子 30g，怀牛膝 30g，香附子 30g，莱菔子 30g，土茯苓 30g，川草薢 30g，生甘草 30g，海藻 30g，昆布 30g，瞿麦 30g，萹蓄 30g，木鳖仁 30g，土狗 36g，山甲 30g，浮萍 90g，延胡 15g，厚朴 15g，附子 15g，乌药 15g，龟板 90g，飞滑石 120g，生姜 120g，韭白 120g，葱白 120g，榆白 120g，桃枝 120g，大蒜头 240g，杨柳枝 240g，槐枝 240g，桑枝 240g，苍耳草 500g，益母草 500g，马齿苋 500g，黄花地丁（鲜者 500g），凤仙草全株干者用 60g，九节菖蒲 30g，花椒、白芥子各 30g，皂角 60g，赤小豆 60g，车前草 500g。

制法：用麻油 15000ml，将上述 96 味药熬枯去渣，入去水黄丹收膏，再入铅粉炒 500g，净松香 240g，金陀僧、生石膏各 120g，明矾、轻粉各 60g，官桂、木香各 30g，牛皮胶 120g，以酒蒸化搅匀即可。

用法：上贴心口，中贴脐眼，下贴丹田或患处。如外症拔毒消炎可加黄蜡和用，又龙骨、牡蛎也可酌用。

二、阳痧救急膏

功效：风寒暑湿（病毒性感冒）、胃肠疼痛吐泻（胃肠道炎症)。

方药:神曲(炒)60g,苍术90g,藿香60g,陈皮60g,枳壳60g,山楂(炒)60g,麦芽60g,黄芩60g(酒炒),半夏60g,厚朴30g,羌活30g,防风30g,荆芥30g,白芷30g,杏仁30g,香附30g,乌药30g,青皮30g,大腹皮30g,槟榔30g,草果30g,木瓜30g,郁金30g,细辛30g,香薷30g,白术30g,川芎30g,车前子30g,黄连30g(姜汁炒透),大黄30g,猪苓30g,木通30g。泽泻30g,莱菔子30g,紫苏子21g,柴胡21g(炒),干葛21g,薄荷21g,吴茱萸15g,川乌15g,甘草15g,滑石120g,生姜60g,薤白60g,大蒜头60g,菖蒲60g,凤仙30g(一株),白芥子30g,川椒30g,陈佛手30g(干)。

制法及用法:上述50味药用麻油15000ml,熬枯去渣,入丹收膏,入雄黄、朱砂、砂仁、明矾、降香、木香、丁香、官桂各15g搅均匀。贴心脐。

三、灵宝化积膏

功效:积滞(食欲不振)。

方药:五灵脂120g,巴豆仁(100粒),蓖麻仁(100粒),阿魏(醋煮化)30g,当归30g,两头尖15g,穿山甲15g,乳香15g(去油),没药15g(去油),麝香4g,松香750g,芝麻油150ml。

制法:除乳香、没药、麝香、松香、阿魏外,余药皆切片浸油内3日,用砂锅煎药到焦黑色,去渣,入松香煎半小时再入乳香、没药、麝香、阿魏,然后取出,入水中抽洗,以金黄色为度,煎时以柳桃枝搅匀,勿令枯。

用法：摊狗皮上贴患处，每日须热熨，令药气深入为妙。

四、神仙化痞膏

功效：破积消肿化痞块（肝脾肿大）。

方药：刘寄奴 120g，当归 30g，川芎 30g，白芷 30g，黄柏 30g，胡黄连 30g，苏木 30g，川乌 30g，肉桂 30g，丁香 30g，巴豆肉 30g，草乌 30g，大黄 90g，蜈蚣 90g，穿山甲 90g，白花蛇 0.5g，桃柳枝 3 寸，香油 1000ml。

制法及用法：以上药浸 5 日，桑柴慢火熬黑，去渣，放冷，滤清，净取 750g，再入锅内熬沸，下飞过黄丹 90g、陀僧 30g，仍慢火熬，再下黄丹 240g，熬收膏，方离火待微冷，再下乳香、没药各 30g，硇砂 45g，麝香细料 0.3g，中帖掺细料 0.18g，小帖掺 0.09g。

五、五仙膏

功效：消肿化痞块（肝脾肿大）。

方药：大黄 250g，皂角 250g，生姜 250g，生葱 250g，大蒜 250g。

制法：上药共捣烂，水煎取汁去渣，再熬成膏。

用法：摊绢绵上，先针轻刺患处，后贴膏药。

六、二龙膏

功效：癥瘕痞块，婴儿积痞，肚胀腹痛，腹泻痢疾，干血痨症（子宫内膜结核）。

方药：活甲鱼 500g，苋菜 500g，三棱 30g，莪术 30g，乳香 150g，没药 150g，木香 6g，沉香 135g，肉桂 135g，麝香 1g，香油 7500ml，樟丹 3120g。

制法：用香油先将前四味药炸枯去渣，下樟丹熬成膏药基质，再取乳香、没药及木香共研细末，每1500g膏药基质中兑入以上细末30g。再将沉香、肉桂、麝香混合研细，每张大帖掺细料0.3g，中帖掺细料0.18g，小帖掺0.09g。

用法：贴肚脐上。

禁忌：生冷油腻，孕妇勿贴。

七、十香暖脐膏

功效：消炎利热，腹痛泻痢。

方药：肉果30g，木通120g，泽泻60g，猪苓60g，苍术60g，良姜60g，川朴60g，肉桂60g。

制法及用法：上药以香油2500ml炸枯去渣，入樟丹搅收膏，贮于瓷罐中。贴于脐上。

第四节　武当道医膏药治中风偏瘫方

一、香官膏

功效：清热拔毒，吊斜风（中风面神经麻痹等）。

方药：香油120ml，官粉少许，红蓖麻子7粒，樟丹60g，血余15g。

制法：将香油熬沸，放入蓖麻子和血余，炸枯后取出，先下官粉，后下樟丹，即成膏药。

用法：右歪左贴，左歪右贴，要病人少量出汗，勿受风寒。

二、麻鳖膏（治吊斜风方）

功效：清热补益，口眼歪斜（面神经麻痹）。

方药：蓖麻子60g（去壳），木鳖子60g，官粉60g，麻油

120ml。

制法：先将蓖麻子、木鳖子各 60g 入油内，用小火煎熬，以榆条搅之，药枯去渣，再将油入锅内熬至起烟为止，离火，将官粉入油内收膏，即可。

用法：将药膏摊布或纸上，贴太阳穴、颊车穴、地仓穴三处。左歪贴右，右歪贴左，正则去之。

三、香蓖膏

功效：清热、消肿、吊斜风（中风面神经麻痹）。

方药：香油 120ml，红蓖麻子 7 粒，官粉少许，樟丹 60g。

制法：将香油熬热，放入蓖麻子，炸枯后取出，先下官粉，后下樟丹，炼成膏药。

用法：右歪左贴，左歪右贴，要病人少量出汗，勿受风寒。

四、天南膏（止痛膏）

功效：祛风止痛、头痛，偏正头风，抽搐。

方药：天南星、川芎各等份。

制法：共碾为细面，同带须葱白捣烂作饼。

用法：贴太阳穴。

五、细辛膏（再造膏）

功效：身体瘦弱，神经官能症，腰酸腿疼，失眠。

方药：细辛 45g，黄芪 70g，生杜仲 45g，羌活 24g，茯苓 45g，怀牛膝 45g，防风 45g，甘草 36g，生白芍 45g，川芎 45g，人参 45g（去芦）。

制法：用上药料用香油 7500ml，炸枯去渣滤净炼沸，再入樟丹2700g搅匀成膏，每膏药油7500ml兑肉桂面36g、麝香5g搅匀。每大张净油24g,每小张净油15g。

用法：男子贴气海穴,女子贴关元穴,腰腿疼痛贴患处。

禁忌：孕妇忌用。

六、神传还五膏

功效：瘫痪,风湿寒痹,半身不遂,风湿关节炎。

方药：黄芪30g,当归30g,羌活30g,独活30g,防风24g,透骨草24g,怀牛膝24g,生杜仲24g,千年健18g,钻地风18g,川厚朴18g,麻黄12g,制乳香12g,制没药12g,自然铜9g,香油1000g,黄丹420g。

制法：前11味入香油内浸泡,春3天,夏3天,秋4天,冬7天。用大火将油烧开,小火将药炸枯,去渣,将油滤净,熬至滴水成珠时下丹,稍冷下研细的乳香、没药、自然铜调匀,每膏10g。对症贴穴位,每三天换一次。

禁忌：中风及生命体征尚未稳定者,暂不贴用。

第五节　武当道医膏药治妇科病方

一、双风膏

功效：舒筋通络,祛风散寒,调经止痛,女子带下,月经崩漏。

方药：防风、海风藤、栀子、良姜、灵仙、牛膝、熟地、桃仁、柴胡、白鲜皮、全虫、枳壳、白芷、甘草、黄连、细辛、白芍、元参、猪苓、前胡、麻黄、桔梗、僵蚕、升麻、地丁、大黄、木通、橘皮、川乌、生地、香附、金银花、知母、薄荷、当归、杜仲、白术、泽泻、青皮、黄柏、杏仁、黄芩、穿山甲、蒺藜、天麻、苦参、乌药、羌活、半夏、茵陈、浙贝、五加皮、续断、山药、桑皮、白及、苍术、独活、荆芥、芫花、藁本、连翘、远志、草乌、益母草、五倍子、天南星、何首乌、大枫子各 30g。

制法：香油 5000ml 熬枯去渣滤过熬沸，再入细料（黄丹 2500g，乳香、没药、血竭、轻粉、樟脑、龙骨、海螵蛸、赤石脂各 30g，梅片、麝香各 5g，以上共研细末），另兑搅匀。

用法：随症按穴位摊贴之。

二、仙茅膏

功效：活血化瘀，祛风散寒，调经止痛。

方药：仙茅、当归、川芎、白芷、灵仙、桂枝、官桂、川乌、穿山甲、独活、千年健、木瓜、牛膝、川断、天麻、地风各 30g，麻黄 45g。

制法及用法：用香油 5000ml 炸枯去渣，将油熬沸为度，下入樟丹成膏时，再入黄蜡、松香各 90g，又用血竭、轻粉、龙骨、乳香、没药、硫黄、海螵蛸、赤石脂各 30g，冰片 15g，麝香 3g，蟾酥 9g，肉桂 30g，共为细面，每 500g 膏药兑细料 15g。膏药先用白布褙一层白宣纸，每张大小 13～15g，贴丹田穴。

三、附桂紫金膏

功效：妇女经血不调，行经腹痛，经来黑紫，腹冷胀痛，以及肾亏气虚，腰腿无力，周身酸痛等。

方药：五灵脂、防风、生杜仲、木瓜、白芷、独活、当归、川芎、羌活、生附子各 60g。

制法：以上药料，用香油 7500ml，炸枯去渣滤净再熬，入樟丹2700g搅匀成膏,每7500ml膏药油兑乳香面、没药面、广木香面、肉桂面各60g搅匀,每大张净油30g,小张净油15g。

用法:贴胃脘部。

禁忌:孕妇勿贴。

四、调经回春膏

功效:经血不调,血色不正,血瘀结块,胁胀腹痛。

方药:生地30g,香附60g,当归90g,大黄42g,肉桂、厚朴、全蝎、白芷、玄胡各30g,川乌42g,细辛15g,防风30g,益母草60g,木香42g,蓖麻子30g,穿山甲18g,杏仁30g,独活、羌活各15g,天花粉30g,黄连24g,桃仁18g,白芍30g,枳实15g,三棱18g,黄柏、玄参、草乌各30g,熟地60g,猪牙皂24g,莪术18g,槟榔24g,川芎、乌药各30g,红花、怀牛膝各18g,丝瓜络、丹参各30g。

制法:上药用香油10000ml炸枯去渣再熬,舂入黄丹4140g,用丁香21g,干姜6g,阿魏3g,乳香、没药、血竭各6g,肉桂120g,冰片18g,麝香6g。

以上9味,共为细末,每500ml膏油,兑药细料24g,搅匀摊贴。

用法:微火化开贴脐上。

禁忌:孕妇忌贴。

五、百效膏

功效:活血化瘀,积聚痞块及妇女月经不调。

方药:白芷120g,官桂90g,当归330g,玄参、大黄、赤芍、木鳖子各120g,血余90g,生地330g。

制法：上药用香油10000ml炸枯去渣再熬沸，入黄丹3000g搅匀成膏。另用阿魏、乳香、没药各60g，共为细粉。每500ml膏油，兑药细粉15g，搅匀摊贴。

用法：微火化开贴丹田穴。

禁忌：忌食发物。

六、观音救苦膏

功效：风寒湿痹，腰腿作痛，筋骨麻木，四肢不仁，半身不遂，口眼歪斜，癥瘕积聚，肚腹疼痛，女子经血不调，赤白带下。

方药：大黄60g，花粉21g，牙皂24g，蓖麻子60g，全蝎21g，枳壳24g，生地黄30g，桃仁21g，白芷24g，草乌30g，五倍子21g，莪术30g，羌活、麻黄、肉桂、红大戟各24g，香附、厚朴、穿山甲各21g，蛇蜕15g，当归45g，甘遂、木鳖子各60g，川乌、三棱各30g，巴豆、黄柏各24g，黄芪、杏仁、防风、独活、槟榔、细辛、玄参各21g，黄连15g，蜈蚣10条。

制法：用麻油25000ml，入群药浸数日，用慢火熬枯，将药渣除去，兑入黄丹720g，密陀僧120g，熬炼成膏。

用法：贴患处及小腹。

七、固本膏

功效：四肢疲倦，妇女血寒，白带，痞块等症。

方药：肉苁蓉、生杜仲各300g，附子150g，牛膝、川断、甘草、大茴、菟丝子、天麻、紫梢花各300g，羊腰子600g，生地、蛇床子、小茴、官桂、故纸、熟地各300g，小海马一对，冬虫夏草120g。

制法：用香油33750ml，将上药炸枯除渣，入樟丹

10125g 熬炼成膏,每 7500ml 膏油,兑细末料 120g。

细末方：

雄黄、赤石脂、乳香、没药各 240g,阳起石 120g,龙骨 360g,母丁香 600g,木香 300g,共研细面。

用法：贴小腹。

八、安胎药膏

功效：妇人安胎。

处方：苏梗、香附各 15g,党参、酒当归各 60g,熟地 90g,酒条芩、淮山药、白术各 45g,酒川芎、酒芍、陈皮、杜仲、续断、贝母各 15g。

制法及用法：麻油 250ml,将上药熬枯除渣,入黄丹收膏,用时贴于小腹。

九、千金保胎膏

功效：妇人保胎。

方药：益母草、当归、川芎、白术各 45g,杭芍 35g,熟地、杜仲各 45g,黄芪 35g,阿胶 45g,香附、祁艾各 9g,肉桂 3g,酒芩、陈皮各 36g,砂仁 3g。

制法及用法：用香油 500ml,上药炸枯去渣,加黄丹成膏,贴小腹。

第五篇

武当药物

第一节 武当道教医药"一把草"疗法

武当山位于巴山汉水之间,是名扬中外的道教圣地。由于它山高林密、土地肥沃,是中国南北与东西气候交接处,因此它气候宜人,很适合动、植物生长,所以此地区中草药资源非常丰富,素有"天然药库"之称。近年来,虽有很多有识之士对其中草药资源做过多次调查,并整理出数部很有价值的文献,但由于诸多原因,至今所见资料难尽人意。笔者得天时、地利、人和之优势,历时三十余年、十余次进入武当山深处,少则住几天,多则住月余,走访了几十位草药医及老药农,又得武当山道教协会和多位道友鼎力帮助,特别是武当山三代草医唐清明老先生传授的"武当山七十二种七、三十六种还阳、三十三种风"及其他资料中记载的武当山四大名药,即"头顶一颗珠,江边一碗水,文王一支笔,七叶一枝花",是最具有地方特色、带有神秘色彩、附有神话传说的中草药。近些年来,国家改革开放,交通便利,武当山地区引进了很多外地植物如"芦荟"等,引进了很多食用菌、食用菇的种植和育种技术,武当山地区种植了大量食用菌和食用菇,不但提高了当地民众的生活水准,亦增加了当地中草药资源的品种。因此,这次调查,不仅是武当山地区传统中草药,亦有当今武当山地区现在生长的外地引进的新品种,并且收集到武当山地区古代秘传"用药心得口诀",现一并公布于下。

虽然这次调查我本人已尽其全力,所得资料自己认为仍不够完善,有些资料尚有些粗糙。我深知人生苦短,凭我一人之力,把这项工作做好,离要求相差甚远。这次只能是抛砖引玉,请有志的同道及大贤作为参考,并请提出批评、指正,使文稿更加完善,为弘扬武当道教医药做出各自更大的贡献。

第二节 武当"四大名药"临床应用

一、七叶一枝花

七叶一枝花为百合科植物蚤休的根茎,味苦,性微寒,有小毒,能解毒医疮,清热止痉,祛痰平喘,祛瘀疗伤。武当山有药歌曰:"七叶一枝花,深山是它家,医疮疗伤损,退热平喘佳。"

临床应用:

1.解毒医疮:用于湿热疮疡、痈、疔、疖及肿瘤及咽喉肿痛等,并治疗蛇伤。

方1:七叶一枝花 6g,蒲公英 32g,水煎服。外治法:治痈、疔、疖、痄腮、瘰疬,用七叶一枝花、天花粉各2份,天仙子1份,共研为细末,用沸水调药末如软饼,外贴患处。

方2:七叶一枝花 6g,生姜 3g,水煎,兑酒少许为引,内服,治疗乳腺炎。乳癌,用芹菜、七叶一枝花各适量,捣料敷患处。

方3:七叶一枝花 6g,青木香 3g,生嚼,冷开水送服。

外用七叶一枝花,以醋磨浓汁搽外伤,治毒蛇咬伤。

2.清热止痉:用于流脑、乙脑等急性传染病,高热神昏抽搐。

方1:七叶一枝花6g,麦冬6g,金银花10g,青木香3g,白菊花10g,水煎服,治疗流脑、乙脑高热抽搐。

方2:七叶一枝花6g,石斛10g,羚羊角粉1g(冲服),上药水煎服汁,冲服羚羊角粉,治各种急性高热抽搐。

3.祛痰平喘:用于哮喘、小儿麻疹合并肺炎、咳嗽气喘、肺结核、咳嗽吐痰。

方1:七叶一枝花10g,灵芝10g,苏子10g,白芥子10g,葶苈子10g,蜂房10g,土元10g,水煎服,治老年顽固性哮喘。

方2:七叶一枝花6g,鱼腥草10g,炙麻黄5g,杏仁6g,生石膏15g,生甘草3g,水煎服,治小儿肺炎合并哮喘,咳嗽。

方3:七叶一枝花10g,熟地15g,麦冬15g,地骨皮10g,桑白皮10g,炙紫菀10g,炙甘草6g,水煎服,治肺结核咳喘。

4.祛瘀疗伤:用于跌打损伤,血瘀肿痛,体癣,肝炎。

方1:七叶一枝花150g,研细末,每次2g,开水冲服,外用白酒调上述药末成糊状,外敷伤处,每日3次。治疗跌打损伤,血瘀肿痛。

方2:七叶一枝花10g,以醋磨浓汁,外搽患处。治疗体癣。

方3:七叶一枝花200g,研细末,每次5g,用白糖水送服,每日3次。治疗急、慢性肝炎,外用适量。

二、头顶一颗珠

头顶一颗珠为百合科植物延龄草的根茎或成熟果实。因这种植物有3片叶轮生于茎的顶端,花单生于轮生叶之上,开花后结出圆球形的果实,成熟后黑紫色,富有光泽,好似一披纱少女头上戴有一颗珠宝,因而得名。它的果实生在上部,又称"天珠",它的根茎粗壮肥大,椭圆形,下方生有多条须根,加工成药材时常将其须根编扎在根茎之外方,形成球形。因它生长在根下,又称为"地珠"。均为武当山地区的"四大名药"。味甘微辛、温,有小毒,归肝肾经。功效:活血止痛,镇静安神,清脑定眩,止带调经。

临床应用:

1.活血止痛:用于跌打损伤,红肿疼痛,急、慢性腰腿痛,慢性劳损。

方1:头顶一颗珠(天珠和地珠各半)4~6颗,研为细末,每次用白开水冲服3g,每日2~3次,连服3天。

方2:头顶一颗珠(天珠与地珠各半)8~10颗,泡白酒1000ml,浸泡21天,开始服用,每日服用25ml,治疗各种慢性腰腿痛,慢性劳损。

2.镇静安神:用于失眠多梦,头晕健忘,神疲乏力。

方1:头顶一颗珠(天珠与地珠各半)4颗,鲜鸡蛋一枚,白糖20g,先将药物用清水煮30分钟后,将鸡蛋打破,倒入药汁内,待鸡蛋煮熟,加入白糖,吃蛋喝汤。每日用1剂,治疗同上。

3.清脑定眩:用于高血压引起头昏头眩,头痛头胀。

方1：头顶一颗珠（天珠、地珠各半）4颗，黄连6g，天麻10g，怀牛膝15g，水煎30分钟，取药汁200ml，每次服100ml，每日2次，连服3天，治症同上。

4.止带调经：用于妇人月经不调，崩漏带下，痛经。

方1：头顶一颗珠（天珠、地珠各半）4颗，炖乌骨鸡一只，可加少许盐调味，吃肉喝汤，治症同上。

方2：头顶一颗珠（天珠、地珠各半）100g，研细末，每次3g，每日3次，煎服每次用4颗，治痛经、崩漏。

三、文王一支笔

文王一支笔为多年生寄生草本，高3寸左右。根茎肥厚，茎直立，肉质。叶狭长鳞片状，复瓦状排列。花穗单一，肥厚，顶生，长椭圆形，雌雄异株。药用全草，夏秋采集全草，晒干。味苦涩，性寒凉。能清热解毒，止咳止血。

临床应用：

1.清热解毒：用于蛇头疗、疖肿。

方1：取鲜品文王一支笔适量捣烂，外敷于患处，每日换药一次。

2.止咳止血：用于溃疡性结肠炎出血。

方1：文王一支笔10g（干品），黄连、黄芩、黄柏、椿白皮、血余炭各5g，水煎2次，取药汁100ml，保留灌肠。每日1~2次。

方2：文王一支笔10g，海螵蛸10g，玄胡10g，共研细末，每次服10g，每次3次。用于十二指肠球部溃疡出血。

方3：文王一支笔10g，白及10g，白茅根10g，仙鹤草10g，水煎服，每日1剂。用于支气管扩张性咳嗽吐血。

四、江边一碗水

江边一碗水为多年生草本,高1~2米,地下茎横生,棕黑色,有残留的碗状残痕,下部须根。叶三片,盾形,边有四至九个不等深裂,叶缘锯齿状,有针状尖刺。花二至三朵,紫红色或深红色。果球形,多浆。四季可挖,药用根茎,去须根,晒干备用,味辛,性温,有毒。功效:祛痰散结,解毒医伤。有毒慎用,内服量最大不能超过1g。

临床应用:

1.祛痰散结:用于跌打损伤,筋骨疼痛,癥瘕肿块,淋巴结核,妇科肌瘤,囊肿等。

方1:跌打损伤,筋骨疼痛,劳伤等。用江边一碗水研为细末,每次用酒送服1g,一天2至3次。

方2:妇科癥瘕肿块,淋巴结核等。江边一碗水研细末50g,白蚤休研细末30g,每次用药末20g,用蜂蜜调膏外敷。

方3:血瘀胃痛。江边一碗水研细末,每次(男酒女醋)送服1g。

2.解毒医伤方:治毒蛇、毒虫咬伤及痈、疖、疔毒、红肿疼痛。

方1:毒蛇、毒虫咬伤。用江边一碗水鲜品捣烂,外敷伤处。

方2:痈、疖、疔毒、红肿疼痛。江边一碗水鲜品捣膏外敷。

第三节 武当山地区药用植物"七十二种七"名录

药 名	功 效	药 名	功 效
铁丝七	清热除湿,调经止血	云雾七	解毒消肿,活血止痛
猪毛七	清热解毒,利尿消肿	扫帚七	清热除湿,活血止痛
蕨鸡七	祛风通络,理气止痛	红毛七	清热解毒,活血散瘀
枇杷七	清热润肺,止咳化痰	金鞭七	活血散瘀,止血止痛
羊角七	祛风除湿,舒筋活络	包袱七	清热解毒,活血散瘀
铜骨七	解毒消肿,活血止痛	雷公七	清热解毒,消肿止痛
石蛋七	清热解毒,止血止痛	乌金七	祛风解毒,行气止痛
麻布七	祛风除湿,活血止痛	铜锣七	祛风除湿,行气止痛
灯台七	清热除湿,消肿止痛	乌龟七	消热解毒,散瘀消肿
小菜子七	舒筋活络,消肿止痛	白三七	滋补强壮,散瘀止痛
豆叶七	散瘀止痛,活血调经	萝卜七	止咳定喘,行气止痛
菜子七	解痉镇咳,活血止咳	鸭脚七	祛风活血,镇痛止咳
大菜子七	活血止痛,调经止咳	黑虎七	祛风除湿,散瘀止痛
岩三七	解毒消肿,止血止痛	猴子七	利尿消肿,活血调经
凤尾七	滋阴安神,调经活血	泡桐七	清热解毒,利水消肿
鸡爪七	清热解毒,利湿镇痛	葫芦七	活血散瘀,消肿止痛
金毛七	活血散瘀,止血止咳	芝麻七	祛风除湿,止痛利尿
牛角七	清热利湿,散瘀止痛	辣椒七	清热解毒,消肿镇痛
朱砂七	散瘀消肿,止血止痛	百合七	清热止咳,凉血消肿
荞麦七	清热解毒,消肿止痛	竹叶七	清热解毒,消肿利尿
血三七	清热解毒,活血止痛	剪刀七	祛风解毒,散瘀止痛
鸡骨七	清热解毒,散瘀消肿	竹根七	祛风除湿,止血调经
飞蛾七	清热解毒,消肿止痛	草三七	养阴润肺,养胃生津
算盘七	活血止血,行气调经	酒母七	消肿止血,祛痰止咳
蜂子七	清热解毒,散瘀止血	鞭杆七	除湿通络,活血调经
麦吊七	清热解毒,消肿止痛	盘龙七	祛风除湿,活血调经
破血七	祛风除湿,活血散瘀	龙头七	养阴润肺,益胃生津
冷水七	清热解毒,消肿止痛	杯子七	活血散瘀,消肿止痛
毛菜子七	止血止痢,活血调经	冰盘七	补气养阴,益肾润肺
鸳鸯七	清热解毒,活血散瘀	黄精七	清热解毒,利尿强心
蜈蚣七	活血消肿,止血止痛	苞谷七	止痛祛风,利尿强心
土黄七	清热解毒,利湿镇痛	海螺七	清热解毒,散瘀止痛
鸡血七	消肿解毒,活血散瘀	接骨七	祛风活络,补气活血
扣子七	祛瘀生新,止血止痛	螃蟹七	祛风除湿,消肿解毒
水田七	祛风除湿,散寒止痛	蛇谷七	祛风除湿,化痰消肿
小叶扣子七	散瘀消肿,止血镇痛	牌楼七	理气行血,止痛止咳

第四节　武当山地区药用植物"三十六种还阳"名录

药名	功效	药名	功效
金杉还阳	清热解毒,活血祛痰	铜丝还阳	清热解毒,活血调经
刷子还阳	祛风通络,舒筋活血	马尾还阳	祛风除湿,散寒理气
铺地还阳	祛风除湿,舒筋活血	韭菜还阳	活血散瘀,解毒消炎
松柏还阳	祛风除湿,舒筋活络	碎骨还阳	清热除湿,祛风通络
树柏还阳	解毒消肿,活血散瘀	铁板还阳	清热解毒,利尿通淋
鸡爪还阳	消炎退热,止血止喘	铁丝还阳	清热利湿,凉血止血
金耳还阳	祛风通络,消肿镇痛	岩板还阳	消肿散瘀,止血止痛
石蒜还阳	清热解毒,活血通经	猫儿还阳	解毒散瘀,止血止痛
石笋还阳	祛寒退热,利湿退黄	清水还阳	活血散瘀,止血止痛
苞菜还阳	祛风化痰,止血止痛	青菜还阳	除湿补虚,止血止咳
十步还阳	舒筋通络,散瘀止痛	马耳还阳	活血散瘀,止血止痛
六月还阳	清热解毒,消肿止痛	豆板还阳	活血止痛,润肺止咳
石雀还阳	清热解毒,活血止痛	马蹄还阳	散瘀镇痛,活血调经
豆瓣还阳	活血止痛,解热止痢	扇子还阳	清热生津,滋阴养胃
打死还阳	消肿化瘀,止血止痛	蜈蚣还阳	滋阴润肺,补虚益损
菊花还阳	清热解毒,消肿止痛	落地还阳	活血散瘀,止痛补虚
梅花还阳	清热解毒,止血止痢	瓜米还阳	清热生津,润肺止咳
鸡毛还阳	祛风除湿,消炎镇痛	鸦雀还阳	养阴润肺,活血止痛

第五节　武当山地区药用植物"三十三种风"名录

药名	功效	药名	功效
接骨风	活血祛瘀,解毒消肿,祛风止痒	钻地风	清热利尿,通气下乳
追骨风	清热解毒,祛风活络,止痛消肿	八两风	祛风除湿,舒筋活络,散瘀止痛
岩脚风	清热解毒,活血止痛	三凤风	祛风除湿,活血通络,消肿止痛
关防风	祛风解表,渗湿止痉（有毒慎用）	鹰爪风	清热平肝,息风镇惊
竹节防风	清热解毒,止咳化痰,凉血止血	雁爪风	祛风活血,除湿止痛
石防风	祛风渗湿,散寒止痛	大岩风	祛痰止咳

药 名	功 效	药 名	功 效
爬岩风	祛风止痛	青藤风	祛风通络,消肿止痛
岩角风	利尿通淋,解毒消肿,凉血止血	青树风	解毒镇痛,清热利尿
岩防风	辛温解表,祛寒止痛	过墙风	祛风解毒,活血通经
柴防风	祛风镇痛,退热消肿	肿节风	活血舒筋,解毒散结
山飘风	清热解毒,活血止痛	地子风	清热解毒,散瘀消肿,凉血止血,活血止痛
三匹风	清热解毒,消肿止痛	透耳风	宣肺止咳,清热利尿,消肿解毒,行气止血
五角风	祛风渗湿,止痒止痛	杏叶防风	温中散寒,行气止痛,健脾消食
三角风	祛风除湿,通络解毒,止痛止血	半边风	清热解毒,止咳止血
光叶兔耳风	养阴清肺,通经活血	落柱叶下风	解毒通窍,祛寒止痛
杏香兔耳风	清热利湿,凉血散毒,散结止血	爬墙风	清热解毒,祛风除湿
三花兔耳风	清热解毒,止血生肌		

第六节 武当山现存植物药名录

药 名	功 效	药 名	功 效
一叶秋	舒筋活血,益肾助阳	十大功劳树根	清热燥湿,解毒消肿
一枝黄花	疏风清热,解毒消肿	十大功劳树木	清热除烦,解毒
一年蓬	清热解毒,抗疟	十大功劳树籽	补肺益肾,清虚热
一点红	清热解毒,散瘀消肿	丁柳皮	祛风止痛,舒筋活络

药 名	功 效	药 名	功 效
一见喜	清热凉血,消肿止痛	八角枫叶	乳结疼痛,刀伤出血
一枝蒿	清热解毒,消肿止痛	八角枫花	胸腹胀痛
一碗水	化痰止咳,祛风止痛	八角枫树细根	除湿止痛、跌打损伤
一点血	生血活血,红崩白带	九龙藤的茎	祛风、化痰、止痛
一匹草	咳嗽吐血,风湿痹痛	九里香树枝、叶	祛风除湿,行气活血,止痒止痛
一把篾	清热利尿,活血散瘀	八仙花	截疟疾,除烦热,镇痛,宜外用
一味药	治瘰疬、痔疮、利水、止血	七角风根、叶	祛风除湿,接骨续筋,活血化瘀
了哥王	清热解毒,消肿散结	刀豆	温中下气,益气补元,健脾利肠
一枝旗	清热利湿,淋症黄疸	刀豆壳	和中下气,活血散瘀
一支箭	清热解毒,活血散瘀	刀豆秧根	风湿腰痛,肾虚腰痛
一皮草	跌打损伤,清热解毒	八角莲	清热解毒,活血散瘀
七筋姑	祛风解毒,散瘀止痛	九牛薯	润肺止咳,化痰止血
十大功劳树叶	祛风止痒,滋阴清热	九节茶	祛风除湿,活血止痛
九牯牛	活血调经,抗劳伤	土百部	润肺抗痨,杀虫灭虱
二色补血草	益脾健胃,补血止血	土当归	除风和血,发汗止痛
七厘丹	散瘀止痛,杀虫化痰	土远志	调和气血,散瘀抗痨
八角香	散瘀,止痛,化痰	土连翘	清热解毒,止咳抗疟
人血七	活血化瘀,止血止痛	土羌活	除风散寒,发汗止痛

药 名	功 效	药 名	功 效
九牛造	消食化积,行气消胀	土良姜	温胃止痛,燥湿散寒
丁香蓼	清热解毒,利湿消肿	土附子	暖腰肾,助相火,兴阳事
八厘麻	活血散瘀,接骨镇痛	土荆皮	治癣疥
九头狮子草	清热解毒,解表发汗,逐水	土荆芥	祛风杀虫,调经止痛
八角乌	活血止血,散瘀消肿	马鞭草	清热解毒,活血散瘀,利水杀虫
九月花	解毒生肌,专治烧伤	土黄连	清热解毒,利尿止泻
八月榨	活血止痛,利尿消肿,抗癌	土儿	清热解毒,理气散结,止咳
九牛造茎、叶	止血,止痛,生肌	土箭芪	补虚健脾
九牛造根	行气止痛,强筋壮骨	大一枝箭	解毒消肿,润肺止咳,医疮止痛。
八仙草	清湿热,消肿,止痛,止血	大人血七	活血散结,行气止痛,散瘀止血
九牛糟	通便利水,消积破瘀,消食止痛	山丹	除烦安神,润肺止咳
九头草	清热利水,调经止血	山枇杷	治瘰疬,痒疹,风湿麻木
七星剑	治狂犬伤,毒蛇伤	山矾叶	清热止血,抗痨止咳
九里香根	散瘀止痛,杀虫,洗烂疮	山矾花	理气化痰,胸闷咳嗽
丁癸草	清热解毒,祛痰	山矾根	清湿热,祛风,凉血,治黄疸
丁癸草根	清热解毒,消肿	山苦荬	清热解毒,泻肺热,凉血,止血
丁椰皮	祛风止痛,通经活络	山苦菜	清热解毒,祛风除湿,镇痛
土白敛	清热化痰,消肿散结,解毒止痛	山茱萸	补肝肾,涩精气,固虚脱
土半夏	燥湿化痰,健脾和胃,降逆呕	山药藤	治皮肤湿疹,小腿丹毒

药名	功效	药名	功效
山麻黄	解表发汗,渗湿健脾	小年药	治一切疮疡肿毒
山樱桃	益气固表,固精止泻	小血藤	行气止痛,活血散瘀
大对经草	活血调经,止血止痛,利水消肿	小羊桃	清热解毒,补虚益损
大叶凤尾	解毒清热,祛风利湿	小红藤	化瘀止痛,接骨续筋
大红袍	活血祛风,利水止泻,止血止痛	小连翘	活血止痛,调经通乳
三升米	清热除烦,养血调经	小金樱	散瘀止血,清热消肿
三楞草	风湿骨痛,左瘫右痪	小通草	渗湿利尿
三角风	祛风除湿,解毒止痛	小萹蓄	利尿通淋,化石杀虫
三棱	破血,行气,消积,止痛	小箭草	理气散寒,消积止痛
三钻风	活血舒筋,散瘀消肿	小三棵针	清热解毒,消炎止痢
凹叶景天	治痢疾,疮疡	小过路黄	祛风散寒,感冒咳嗽
孔雀草	清热利湿,祛痰止咳	小血光藤	安五脏,利九窍,除风湿,祛寒热
山白菊花	清热解毒,祛痰镇咳	小赤麻根	跌打损伤,红肿疼痛
山油麻	治疖毒,止痛,止血	小青藤香	理气止痛,解蛇毒
山桂花	滋补强壮,舒筋散瘀	小败火草	祛风散寒,解毒消肿
山核桃	滋润补养,治腰痛	小岩白菜	益气润肺,肺虚久咳
山海螺	消肿解毒,排脓祛痰	小叶凤凰尾巴草	目赤肿痛,乳痈疮毒
千斤拔	祛风利湿,解毒散瘀	三七	止血散瘀,消肿止痛

药名	功效	药名	功效
川层草	止泻利尿,清热解毒	三七花	清热,平肝,降血压
女菀	温肺化痰,和中利尿	三块瓦	清热利尿,散瘀消肿
女儿茶	清热凉血,止血	三条筋	接骨止血,通经活络
女娄菜	活血调经,健脾止泻	三股筋	祛风湿,舒经络,止血
小石韦	镇惊利尿,止血	千层楼	清热解毒,调经止血
小叶柳	祛风除湿,活血化瘀	山茶花	凉血止血,收敛止烂
土沉香	降气调中,暖肾止痛	大金腰带	活血散瘀,祛风止痛
千层来	清热解毒,凉血止血	女儿红	利水消肿,解毒止血
大肺筋草	散寒止咳,行血通经	千里光	清热解毒,清肝明目
山独活	祛风利湿,散寒止痛	土牛膝	清热解毒,祛风强筋,利尿排石
大叶醉鱼草	除风散寒,活血止痛	土茯苓	祛风利湿,清热解毒,医疮止痛
土丁香	止咳平喘,清热利湿,散瘀止痛	小茴香	祛寒止痛,理气消胀,温经止带
马蹄金	清热利湿,解毒消肿	小蓟	凉血止血,清热降压
大叶紫珠	散瘀止血,消肿解毒	山乌龟	清热祛风,利湿化痰,解毒医疮
山蒿香	凉血散瘀,消肿解毒	山豆根	清喉止痛,解毒医疮,凉血止血
小丹参	祛瘀生新,活血调经,清心除烦	马兰	清热解毒,散瘀消肿
土党参	宣肺化痰,清热解毒,利尿消肿	土八角	镇呕,行气止痛
山梗菜	宣肺化痰,清热解毒,利尿消肿	土木香	健脾和胃,行气止痛,祛痰驱虫

药名	功效	药名	功效
大蓟	凉血止血,祛瘀消肿	土木贼	清热利湿,明目退黄
大丁香	祛风湿,解毒	土中闻	清肺定喘,止咳化痰
万寿菊	清热解毒,化痰止咳	土贝母	散结毒,消痈肿,抗癌肿
万寿菊根	解毒消肿,清热止痛	土田七	散瘀消肿,活血止痛,行气止血
大漂	祛风发汗,利尿解毒	土白及	补肺生肌,化瘀止血
万年青	清热解毒,利尿强心	干漆	破瘀血,消积滞,杀虫
小玉竹	养阴生津,润燥除烦	干冬菜（霉干菜）	滋阴开胃,化痰利膈
山菅兰	清热解毒,祛湿	土香榧	治恶性肿瘤
干萼茄	清热解毒,治狂犬咬伤	大黄	泻热毒,破积滞,行瘀血
大风艾	祛风止痛,杀虫止痒,解毒	大戟	泻水饮,利二便,治水肿
三丫苦	清热解毒,消炎止痛	大白药	接骨,止血
大花卫矛	活血散瘀,祛风止痛	大发汗	发汗解表,祛风止痛
大伸筋	温经活络,健脾利湿	女贞子树根	散血瘀,止气痛,止咳,止带
大金刀	清热利尿,散瘀止血	小丛红景天	补肾明目,养心安神,活血调经
大巢菜	清热利湿,和血祛瘀	马桑树根	杀虫
大九股牛	消炎止痛,止咳	山檀树根皮	止血,消肿,行气,止痛
大荃麻	祛风解表,利气化痰	山楂果	活血化瘀,降血脂,化肉积
大二郎箭	破瘀生新,治白淋	山楂花	降血压

药 名	功 效	药 名	功 效
大叶楠根	治掌心生疮	山楂根	消积,祛风,止血
大毛桐子根	肺热吐血,五劳七伤	山楂核	消积磨食,止痛
大狗尾巴草	消疳清热,杀虫止痒	山楂叶	止痒敛疮,降血压
大叶沿阶草	定心安神,止咳化痰	山楂木	治身痒、头皮痒
山药	固肾益精,补肺健脾	山楂糕	化积,降血脂
山蒜	温中祛积,散瘀止痛	广文冠果树枝	祛风湿,治腰腿疼
大叶枸兰	解毒消肿,活血止痛	大米饭锅巴	补中益气,消食健胃
万寿竹	清热解毒,舒筋活血	小米饭锅巴	益气健脾,消积健胃
山刺柏	清热解毒,燥湿止痒,排泻内毒	小麦	养心益肾,清热止渴,固表止汗
广玉兰树花	祛风散寒,行气止痛	小麦苗	清热利胆,化湿退黄
三尖杉树叶	驱虫消积,抗癌	小麦面粉	清热消肿,治疗烫伤
大枣	补中益气,美容	小麦面锅巴	消积化食,健脾养胃
大枣树皮	消炎止血,止泻祛痰	大麦	清热,益气,调中
大枣树根皮	行气活血,调经安神	大麦芽	温中开胃,除烦消痰,回乳
大枣核	治疮毒,走马牙疳	大麦苗	治诸黄,利小便,治冬天手足皲裂
女贞子	补肾,乌发明目,祛风止痛	大麦秸	消肿,利湿,理气
女贞子树叶	明目解毒,消肿止咳	马铃薯	调中和胃,消炎解毒,止痛消肿,补气健脾
女贞子树皮	强筋壮骨,清热解毒	山蟹	清肺,解毒,活血

药名	功效	药名	功效
小叶蛇地钱	清热解毒,消肿止痛	三百银	祛风湿,强筋骨,解蛇毒
干巴菌	解毒消肿,止泻固肠	小叶三点伞	健脾利湿,止咳平喘,解毒消肿
大白菜	清热除烦,通肠养胃,润肺止咳	山蚂蟥	祛风活络,解毒消肿
小白菜	行气祛瘀,解热除烦	山野豌豆	祛风活血,舒筋止痛
马齿苋	清热解毒,消肿止痢	大金牛草	清热解毒,祛痰止咳,活血散瘀
马齿苋子	乌须黑发,益寿延年	千金子	利水消肿,破血散瘀
干姜	祛寒逐湿,和血通气,去腐生新	山芝麻	清热解毒,止咳
大蒜	消肿解毒,杀虫止痢,止咳健胃	文竹	清热解毒,利尿通淋,止咳
大蒜杆	熏洗疮疡,疥癣及风湿	天浆壳	温肺化痰,止咳平喘
大叶骨脾叶	清热解毒,凉血止血,消肿止痛	水龙	清热利水,凉血消肿
三百草	清热利尿,解毒消肿	火尾摇	杀虫止痒,治癣
马兜铃	清热止咳,平喘祛痰	少花龙葵	解毒,利水,平肝
大青叶	清热解毒,凉血止血	五月茶	收敛止泻,行气活血
土大黄	清热通便,杀虫	云香	清热解毒,凉血散瘀
土人参	补中益气,润肺生津	毛排钱	消炎解毒,活血,利尿
小木通	活血通络,清热利尿	毛果算盘子	清热解毒,祛湿止痒,止泻
三面刀	清热凉血,活血	毛果巴豆	祛寒除风,活血止痛
马尾莲	清热燥湿,解毒消肿	牛皮消	滋补,健脾,消胀

药　名	功　效	药　名	功　效
川乌	除风祛湿,温经止痛	牛筋草	活血补血
大血藤	活血通经,祛风除湿	水茄	消滞散瘀,通经止痛
小檗	清热燥湿,泻火解毒	手掌参	强身健体,活血止痛
山莓	活血止血,祛风利湿	六月寒	清热解毒,止痛
三叶委陵菜	清热止血,散瘀解毒	丹参	活血调经,祛瘀止痛,养心安神
三叶委陵菜根	清热利湿,止痛补虚	凤尾草	清热解毒,凉血,利湿
升麻	清热解表,宣毒透疹,升阳举陷	王不留行	行血调经,下乳消肿
天冬	润肺止咳,生津通便,解毒止痛	天葵子	解毒消肿,利水抗劳
木贼	散风热,退云翳,祛疣猴	天竺子	清热除湿,通经活络
毛茛	截疟,杀虫,退黄疸,治哮喘	木防己	祛风止痛,利水消肿,解毒降压
车前草	利尿通淋,渗湿止泻,清肝明目	无爷藤	清热利湿,凉血解毒,补肾固精
车前子	清热利尿,通淋止泻,清肝明目	天仙子	治急慢性胃炎,解痉止痛
凤仙花	破积通经,消肿止痛	月季花	活血调经,散瘀消肿
太白菊	清热明目,解毒,止咳	月季花叶	活血利水,解毒止痛
太白三七	活血镇痛,散瘀止血,祛风湿	月季花根	活血调经,涩精止带
乌药	理气散寒,温肾缩尿,止痛	水杨梅	清热解毒,叶汁点牙痛
乌药子	治阴毒伤寒	云果	止痢驱虫
乌药叶	温中,理气,止痛	云果根	发表散寒,祛风活络

药 名	功 效	药 名	功 效
水八角	祛风活血,解毒,利水	见血飞	祛风散寒,活血舒筋,镇痛止血
六股筋	消肿止痛,接骨续筋	五朵云	清热祛痰,利尿消肿
甘蔗	除热止渴,和中宽膈,行水	牛奶浆草	逐水消肿
甘遂	逐水攻痰,通便消肿	水金凤	理气活血,舒筋
瓦松	活血止血,消痔敛疮	乌蔹莓	解毒消肿,活血散瘀,利尿止血
瓦苇	利尿止血,消痔止痛	乌蔹连	清热解毒,活血止血
甘蓝	益肾强筋	水芹	清热利湿,止血降压
天仙藤	行气利水,消肿	天胡荽	清热利湿,祛痰止咳
支柱蓼	收敛止血,止痛生肌	水晶兰	补虚止咳
水红花子	活血止痛,利尿消积	长春花	抗癌,降压
火炭母	清热解毒,利湿止带,凉血止痒,明目退黄	毛脉蓼	清热解毒,收敛止泻,止血,镇痛
午时茶	散瘀止痛,解毒消肿	双飞蝴蝶	祛风化痰,通经散瘀
五色梅	清热解毒,散结消肿,止痛止痒	木芙蓉叶	消肿止痛,治肿疡
水苦荬	活血止血,解毒消肿	中华猕猴桃	调中理气,生津润燥,解热除烦
牛耳岩白菜	补虚止咳,除湿止血	中华猕猴桃根	清热解毒,活血消肿,祛风利湿,抗癌
六月雪	疏风解表,清热利湿,舒筋活络	木莲	遗精,阴囊肿大,大便下血,血淋,白癜风,疥癣
王瓜根	清热解毒,利尿消肿,散瘀止痛	毛桃树叶	杀虫止痒
六棱菊	祛风利湿,活血解毒	乌桕树根	利尿泻下

药名	功效	药名	功效
五眼果树皮	治疮疡、烫伤、阴囊湿疹	艾叶	祛寒止痛，温经止血，除风止痒
木黄连根茎	清心胃火，解毒，退黄，止血，止痛	石斛	生津止渴，清胃止呕
五味子	滋肾敛肺，止汗止泻，涩精	石韦	利尿通淋，清热止血
五味子树茎藤	活血祛风，消肿止痛	白鲜皮	燥湿止痛，杀虫止痒，止血生肌
无患子树果	清热祛痰，利咽止泻	白蔹	清热解毒，散结消肿，收敛生肌
无患子树根	清热解毒，化痰散瘀	白蒺藜	平肝散风，调经催乳
毛木耳	凉血，止血，养生，补肝肾	白茅根	凉血止血，清热利尿
天麻	平肝通络，祛风定惊	白花蛇舌草	清热解毒，散结抗癌
牛肝菌	排毒养颜，补肝养肾，抗老	白头翁	凉血止痢，解毒医疮，杀虫止痒
双孢菇	排毒养颜，补肝养肾，益寿延年	瓜蒌	清热化痰，宽胸散结，润肠通便
天骷髅(挂在桑树上风干的隔年萝卜干)	全身筋骨痛，妇人血淋白带	玉竹	养阴润燥，生津止渴
云雾草	除湿通络，止咳平喘，清热解毒	半枝莲	解毒医疮，祛瘀抗癌，行气止痛，利尿消肿
乌蕨	清热解毒，利尿止血	半边莲	解毒医疮，祛瘀抗癌，利水消肿，治毒蛇咬伤
分经草	补虚止咳，活血调经	半夏	祛痰止咳，降逆止呕，行瘀解毒
水龙骨	治跌打损伤	冬葵根	清热解毒，利尿通淋
火麻仁	润肠通便	冬葵叶	清热，行水滑肠
玉柏	益气止渴	冬葵子	利尿，下乳
龙珠	治淋病，疗疮	仙鹤草	疗伤止血，清肠止泻，清肺止咳，补中益气

药 名	功 效	药 名	功 效
东方狗脊	祛风湿,壮腰膝	仙茅	温肾壮阳,强筋壮骨
冬里麻	解表清热,活血利湿,镇惊止痛	仙人掌	解毒消肿,补脾止泻
兰香草	祛风除湿,止咳散瘀,调经止带	仙人球	肺热咳嗽,烫伤,肿痛
生何首乌	益阴截疟,润肠通便,医癣	玉凤花	散气,解毒
生地黄	润肠通便,凉血止血,生津止渴	白苏	除湿,理气,和胃
龙胆草	泻肝降火,利湿退黄	白筋花	活血行气,散瘀止痛
玉叶金花	疏风清热,凉血解毒	冬瓜	利水消痰,清热解毒,瘦身美体
白花丹	散瘀消肿,疗内伤	白萝卜	清肺止咳,理气化痰,治头痛,脚汗
石仙桃	清热养阴,化痰止咳	白萝卜汁	补虚强身,理气
白鹤藤	祛痰止咳,祛腐生肌	白茯苓	利湿,宁心,安神
白菊花	平肝息风,明目	石耳	养阴润肺,凉血止血,清热解毒
兰草	滋阴清肺,化痰止咳	白木耳	滋阴润肺,生津开胃,补脑强心,抗癌
白及	补肺止血,消肿生肌	四季豆	清热利尿,消肿
龙舌箭	理气行血,消肿止痛	玉米	健脾胃,排内毒,降脂,降压
石蒜	祛痰,利尿,催吐(有毒)	玉米须	利尿消肿,止渴,止咳
玉簪花	清咽利喉,利尿通经	玉米雌花头	化石通淋,烧灰治湿疹
玉簪根	清热解暑,消肿止痛	玉米油	降血压,降血脂
石菖蒲	开窍化痰,益智宽胸,祛湿解毒,理气止痛	玉米轴	健脾利湿,专治腹泻

药名	功效	药名	功效
丝瓜络	宽胸理气,通络止痛	白扁豆	健脾和中,清暑化湿
丝瓜鲜汁	治急性咽炎	白玉兰树花	止咳化痰,利尿止带
丝瓜根	治偏头痛、鼻炎	冬里麻树枝	清热解表,活血止痛
丝瓜藤	舒筋活络,通窍止涕	石榴	生津止咳
丝瓜叶	化痰止咳,医疮消痱	石榴皮	涩肠止泻
丝瓜籽	清热化痰,润燥解毒	石榴花	收敛止血
丝瓜	清热解毒,活血消肿,化痰止咳,利尿消肿	石榴根皮	杀虫,涩肠,止带
冬瓜子	排脓利湿,清热化痰	瓜叶乌头	祛风除湿,活血镇痛
冬瓜皮	利水消肿	奶浆果树果	补血,下乳
冬瓜瓤	清热止渴,利水消肿	白蒺藜花	治白癜风
冬瓜藤	活络通经,利关节,和气血	白蒺藜苗	痈肿,疥癣,风痒,鼻塞
冬瓜叶	清热利湿,解毒	白蒺藜根	治牙被打,活动疼痛
白蒺藜	祛风止痒,明目止痛	石海椒	清湿热,利尿
白茎鸭葱	清热解毒,祛风除湿,平喘	白叶莓	清热止咳
白术	益气健脾,燥湿	白花菜	散寒止痛
东风菜	清热解毒,祛风止痛	白屈菜	镇痛止咳,利尿解毒
白花败酱	清热利湿,解毒排脓,活血祛痰	白药子	清热解毒,祛风利湿
四叶	清热解毒,利尿止血,消食	打破碗花花	杀虫

药　名	功　效	药　名	功　效
白接骨	散瘀止血，解毒接骨，清热利尿	打破碗花根	利湿，驱虫
石吊兰	清热利湿，祛痰止咳，活血调经	白芍	养血敛阴，柔肝止痛
白英	清热解毒，散结抗癌，利湿消肿	石竹	清热利尿
龙葵	清热解毒，利湿消肿	白活麻	祛风除湿，活血调经
石见穿	活血，止咳，镇痛，清热，解毒	四叶细辛	活血散瘀，祛风止痛
白沙虫药	理气利湿，解表	丝穗金粟兰	散寒祛风，行瘀止痛
白毛夏枯草	止咳化痰，清热凉血，解毒消肿	石蕨	息风定惊，祛疳消肿
生扯拢	清热利湿，活血止血，解毒止痛	半边旗	清热利湿，止血止痢
打碗花	消肿止痛	节节草	清热利尿，明目退翳，祛痰止咳
打碗花根	益气健脾，调经止带，利尿	石柏	清热解毒，利尿消肿，止痛
白首乌	泻下，利尿，消肿，驱虫	生姜	温经络，暖肌肉，散寒滞，去鱼腥
白前	止咳化痰，平喘	生瓜	清胃止渴，清暑益气
龙头草	解毒消肿，补血	丝瓜蒂	清热解毒，化痰定惊
白芷	祛风散湿，生肌止痛，排脓	丝瓜皮	清热解毒，治金疮
叶上珠	清热解毒，消肿止痛	丝瓜花	清热解毒，化痰止咳
四季青	清热解毒，活血止血	芒芽	活血通经，利尿，止渴，调气补肾
冬青	补虚，祛风	吊兰	润肺止咳，清热养阴
白背叶	益气健脾，清热利湿	灯心草	清心火，利尿

药 名	功 效	药 名	功 效
光慈姑	清热解毒,散结消肿	地瓜	生津止渴,解酒毒
吉祥草	润肺止咳,接骨祛风	地榆	凉血止血,清热解毒
竹凌霄	清肺化痰，健脾消食，舒筋活血,止咳	地锦	活血,祛风,止痛
羊齿天冬	润肺止咳	地仙桃	温中健脾,消肿止痛
竹叶榕	补气润肺，祛痰止咳，行气活血	地白草	祛风,清热,利湿,解毒
阴香	温中祛寒,收敛止泻	地苏木	散瘀血,除湿
百部	润肺止咳,抗痨	地骨皮	清虚热,凉血,治虚劳盗汗
朱砂根	活血消肿,祛瘀止痛	地黄叶	治恶疮、手癣
决明子	清肝降火，益肾明目，润肠通便	地黄花	治消渴,肾虚腰痛
刘寄奴	活血止痛，清热利湿，消积利尿	托腰散	理气止痛,强筋骨,除风湿
寻骨风	祛风通络,散瘀止痛	当归	补血和血，活血止痛，润燥通肠
百合	养阴润肺，养心安神，祛痰止咳	老虎姜	润肺养阴，健脾益气，祛风止血,消肿解毒
防风	解表散寒，祛湿止痒，祛风止痉	红毛五加皮	祛风湿,利关节,强筋骨
红花菜	清热解毒,祛风止咳	红孩儿	感冒咳嗽,风湿骨痛
红线麻	祛风湿，通经络，消肿止痛	红药子	抗菌消炎，顺气活血，止血止痛
红筷子	治气虚浮肿，肠炎水泻,食积胀满	红泽兰	散瘀行水,疏肝解郁
红鸡踢香	止咳止痛,风湿腰痛	红土子	治疟疾
红马蹄草	治跌打损伤,感冒咳嗽	红豆	理气,温经,治疝,利水

药名	功效	药名	功效
红督改藤	消食化滞,生津止渴,杀菌敛疮	壮筋草	舒筋活血,除风祛湿
自扣草	治目翳、黄疸	西葫芦	治肾炎水肿,支气管炎
吊干森	清热解毒,消肿杀虫	问荆	凉血止血
百脉根	补虚生津,清热下气	芝麻油	润肤清热,润肠通便,解毒生肌
亚麻根	平肝补虚,活血止痛	百蕊草	清热解毒,解暑
地丁	清热止痛,解毒消肿	地肤子	清热利湿,除风止痒
羊蹄	清热解毒,止血,通便,杀虫	阴行草	清热利湿,活血散瘀
回回蒜	消炎退肿,平喘,截疟	鸡矢藤	祛风利湿,消食化积,止咳止痛
血水草	清热解毒,散瘀消肿	尖佩兰	醒脾,化湿,消暑
多花蔷薇根	祛风活血,调经固涩	向日葵老盘	补肝养肾,降压止痛
多花蔷薇叶	清热解毒,消肿止痛	向日葵根	清热利尿,止咳平喘
多花蔷薇果	祛风湿,利关节,通经止痛	向日葵籽	滋阴止痢,透疹
多花蔷薇花	清热解暑,止血生津	向日葵杆心	利尿止带,治小儿疝气
农吉利	解毒,抗癌	向日葵嫩花蕾	安眠宁心,调节阴阳
红直当药	利湿退黄,解毒清热	红花	活血通经,祛瘀止痛
红牛毛刺根	和气调血,止血止痢	竹茹	清热除烦,化痰止呕
老鹳草	除风祛湿,活血通络,清热止血	竹笋	补气养阴,润肺止咳,清热利湿,抗癌
地锦草	解毒消肿,凉血止血,止痢,利湿	竹黄	止咳化痰,活血散瘀

药 名	功 效	药 名	功 效
地耳草	清热利湿,解毒消肿	竹菌	清热解毒
红旱莲	凉血止血,清热解毒	竹节参	补虚强壮,止咳化痰,止血,止痛
竹叶椒	散寒止痛,消肿杀虫	竹卷心	清心泻火,除烦,解毒
光叶堇菜	清热解毒	光头稗子	利尿,止血
红蒂蛇	消肿止痛,解毒清热,除湿	多叶重楼	清热解毒,镇痛平喘
过塘蛇	清热利尿,消肿解毒	华重楼	清热解毒,消肿镇痛
华南鹤虱	活血消肿,收敛杀虫	多花兰	滋阴润肺,化痰止咳
红柴胡	解表和里,疏肝解郁,升阳	西南大戟	祛风除湿,活血散瘀
红花龙胆	解毒,利湿,清热	华山松树子	滋养,强壮身体
过江藤	清热解毒,散瘀消肿	红豆杉树叶	清热解毒,抗癌
光明子	明目祛翳	红豆杉树枝	抗癌止痛
向天盏	活血散瘀,清热解毒	红果	活血化瘀,消食健胃
红果树叶	降血脂,清暑热	芋头花	理气止痛,散瘀止血
夹竹桃树叶	强心利心,祛痰杀虫	芋头叶	止泻敛汗,消肿解毒
灯台树嫩枝	消炎化痰,止咳止痛	竹笋	利九窍,通血脉,化痰涎,消食胀,抗癌,解毒
华山矾叶	清热利湿,止血生肌,止痢,治烫伤	西瓜	清热解暑,利尿退热
百两金	清热化痰,利湿止痛	西瓜皮	清热解暑,补钾佳品
老鸦糊	祛风除湿,散瘀止痛	西瓜籽仁	清肺化痰,和中润肠

药　名	功　效	药　名	功　效
老虎泡	补肾和血，解毒调经	西瓜子壳	治吐血及肠风下血
芒种花	清热解毒，利尿消肿，散瘀止痛	西瓜根叶	清热利湿，治水泻
红茴香根	散瘀止痛，祛风除湿	西瓜霜	清热解毒，消肿止痛，治咽喉疼痛
红茴香果	镇呕行气	灵寿茨	清热利水，解毒镇痛
华山吼树根	解痉退热，解毒除烦	护心胆	清热解毒，消肿散瘀，消炎止痛
红椿树根皮	清热泻火，祛湿止痛	花生衣	止血散瘀，消肿，补充血小板
红薯	凉血活血，补益脾胃，通畅大便	含羞草	清热利尿，化痰止咳，安神止痛
红薯藤	治上吐下泻的急性胃肠炎	麦穗七	清热解毒
红薯叶	治小儿疳积，黄疸，乳腺炎	远志	益智安神，散瘀化痰
红薯粉条	健脾消食，宽肠止泻	扶芳藤	行气活血，舒筋散瘀，止血
红茶菌	排毒养颜，益寿延年，健脾养胃	扶桑	解毒，利尿，调经
血木耳	治妇人崩漏下血	芫荽菜	祛风透疹，健胃祛痰
地耳	益气养阴，滋补肝肾，益寿延年	杜鹃根	除风祛湿，活血祛瘀，止血
羊肚菌	止泻固肠，解毒消肿	附地来	治遗尿、尿痛、热肿、手脚麻木
西红柿	生津止渴，健胃消食，降压，降脂	连钱草	清热解毒，利尿排石，消肿散瘀
老干白萝卜	利尿消肿，煤气中毒	佛耳草	止咳平喘，祛风寒，降血压
芋头	散结消肿，抗癌止脱，清热止痒	轩龙草	清热解毒
芋头梗	祛风利湿，解毒化瘀	驴打滚草	止咳化痰，平喘

药名	功效	药名	功效
尾参	养阴润燥,生津止渴	谷子秆草	治顽癣、关节炎
羌活	散风寒,祛风湿,止痛	花葶乌头	祛风除湿,活血止痛
两面针	祛风化湿,消肿止痛	杉树皮	祛风止痛,止血
肖梵天花	祛风逐痹,消炎止痛	杉木节	祛风止痛,散湿毒
芡实	止泻,补肾固精	杉树根	祛风止痛,行气利湿,理筋接骨
芡实叶	行气和血,祛痰止血	杉树子	治疝气
芡实根	散瘀止痛,止带	杉木	避恶除秽,除湿散毒,降逆气,活血止痛
芡实茎	清虚热,生津液	杉塔	温肾壮阳,宁心止咳
杠板归	清热解毒,利水消肿,疗蛇伤	杉木油	利尿排石,消肿,杀虫
杠板归根	治对口疮、痔疮、肛瘘	杏仁	宣肺止咳,润肠通便
牡丹皮	凉血退蒸,活血通经,祛瘀消肿	杏花	美肤,抗老,补虚和血
芦根	清肺止咳,清胃止呕,生津止渴	杏叶	明目利水
芫花	逐水消肿,涤饮平喘,解毒医疮	杏枝	通络止痛
苍术	燥湿止痛,健脾止泻,散寒解表	杏树皮	解杏仁中毒
苍耳子茎叶	拔毒医疮,消风止痒	李子	生津止渴,清肝祛热
苍耳	发汗止痛,宣肺通鼻,消风止痒	李树根	清热解毒,止渴止痛
麦冬	清心除烦,润肠通便,润肺止咳,生津止渴	李树胶	明目清热,消肿退翳
还魂草	清热利湿,治痢疾、脚肿	李树根皮	清热下气,消渴除烦

药 名	功 效	药 名	功 效
还亮草	治风湿痛,半身不遂	李核仁	散瘀利水,润肠止咳
麦麸草	清热解毒,祛风止痒	花红	生津止渴,厚肠止泻
芜青	开胃下气,利湿解毒	花红叶	清暑解渴,降脂活血
牡蒿	解表清热,杀虫止痒	辛夷花	祛风,通鼻窍
阿芙蓉	止泻,止咳,止痛	杜仲叶	降血压,软化血管
芭蕉头	清热解毒,利尿消肿,凉血止痛	杜仲树皮	补肝肾,强筋骨,安胎
苏铁树叶	消肿,抗癌	金边钓兰	清热解毒,祛痰止咳,解毒止痛
苏铁树花	理气活血,消肿止痛,益肾固精	金爪儿	活血消肿,清热止血,拔毒止痛
苏铁树果	平肝降压,镇咳祛痰,收敛固涩	鱼腥草	清热解毒,利尿通淋,消肿止痛
苏铁树根	祛风通络,活血止血	金樱子	补肾涩精,固肾止脱,涩肠止泻
冷饭果	清热解毒,止咳接骨	金樱根	固精涩肠
连翘	清热解毒,散结消肿	金樱花	止冷热痢,杀虫
赤阳子	健脾消积,活血止血	金樱叶	治痈肿、溃疡、金疮
豆腐	止咳,通乳,止血,止泻,治癣	金银花藤	通经活络,祛风除湿
豆腐皮	清肺热,止咳,祛痰	金银花	清热解毒,凉血止痢,炒炭止血
豆浆	补虚润燥,清热化痰	金钱草	利尿通淋,利胆化石
赤小豆	和血排脓,利水消肿,治痄腮、痔	虎杖	清热解毒,舒筋活络,祛瘀生新,祛痰止咳,消肿止痛,利湿退黄
谷子	解表退热,安神止痒,利尿	苦参	清热止痢,杀虫止痒,抗癌

药 名	功 效	药 名	功 效
陈仓米	调肠胃,利尿,除烦热	知母	清热降火,滋阴退蒸,润肺止咳,生津止渴
芹菜	清热除烦,凉血平肝,利水消肿	武当参	消肿,下乳,补气,健脾,生津
苋菜	清热解毒,收敛止血,止痢消肿	卷柏	散瘀活血,收敛止血
苋菜籽	清热解毒,清肝明目,通利二便	佩兰	解表化湿,健胃消食
苋菜根	利尿止痛,止血止痢	夜交藤	养血安神,通络止痛
佛甲草	清热,消肿,解毒	制何首乌	补血安神,益肾固精,乌须黑发
花生米	健脾养胃,润肺化痰	狗舌草	专治白血病
花生根	祛风湿,治腰腿痛	狗肝菜	清肝热,凉血,生津,利尿
花生叶	清热宁神,治腰腿痛	夜香牛	疏风散热,镇静安神
赤胫散	清热解毒,活血舒筋	金锦香	清热解毒,行气止痛
赤车使者	祛风胜湿,活血行瘀	狗脊	补肝肾,强腰膝,除风湿
花脸细辛	散寒祛风,化瘀止痛	金莲花	消肿止痛,利咽爽口,清热解毒
夜来香	清热解毒,消肿止痛	枫柳果	杀虫止痒
鸢尾	活血祛瘀,祛风利湿,消积	刺槐树根	凉血止血,舒筋活络
浅裂南星	祛痰,解痉,消肿毒	刺槐花	凉血止血
金丝草	清热解暑,利尿	构树叶	止痒消肿,治风湿性关节炎
茅香	凉血止血,清热利尿	构树白皮	利尿排毒,消肾炎水肿
苦竹叶	清热除烦,解渴利尿	构树果	补肾强筋骨,利尿明目

药名	功效	药名	功效
苦草	治妇人白带,面黄无力	构树浆	杀虫止痒,治顽癣
苦荬菜	治肺痈,乳痈,跌打损伤	柳树根	利尿通淋,祛湿止痛
青蒿	清热解暑	柳白皮	风肿,瘙痒,黄疸,乳痈,牙痛
金盏银盘	止血止痛,解毒消肿	柳絮	止血,治金疮、恶疮、筋骨痛
单药败浆	清热利湿,解毒排脓	柳屑	治筋骨痛、风隐疹、湿气腿肿
松蒿	清热利湿	柳树叶	利湿,退黄,止痒,止痛,消肿
降龙草	解毒消肿	柳树花	祛风,止血,散瘀
苦藏	清热解毒,利尿消肿	柳树枝	祛风,利尿,止痛,消肿
宝盖草	活血祛风,清热利湿,解毒消肿	金橘树叶	理气散结
青龙藤	活血舒筋,理气,除风	金橘树根	理气散结
罗布麻	清热,平肝,息风,降血压	金橘核	理气散结
肺形草	清热解毒,止咳止血	金橘	理气化痰,醒酒解郁
茉莉根	解毒镇痛	苹果叶	凉血解毒
茉莉花	清热解表,利湿	苹果	止渴,除烦,祛瘀,降血压
金纽扣	散瘀止痛,解毒消肿	苹果皮	和胃止呕
爬山虎	祛风通络,活血解毒	板栗树根	行气止痛,活血调经
青风藤	祛风通络,活血止痛	板栗内薄皮	清热散结,下气,养颜
枫柳叶	利尿消肿	板栗毛球(毛栗外青壳)	散结化痰,清热止血

药 名	功 效	药 名	功 效
茅栗子	补肝肾,益气,厚肠胃	虎皮草	清热解毒,收敛生肌
板栗树皮	治丹毒,跌打损伤	岩扫把	清热解毒,祛风利湿
板栗壳	和胃降逆,止血	苦豆子	杀虫止痛,利湿清热
武当玉兰树花	散风寒,通鼻窍,止头痛	玫瑰	理气解郁,和血散瘀
侧柏树根白皮	利水,凉血,收敛,生肌,生发	委陵菜	清热解毒,敛疮止血
侧柏耳	追风散寒,舒筋活络	金缕梅	补肝益肾,健脾和胃
侧柏树果仁	滋补强壮,养心安神,润燥通便	岩白菜	止咳平喘,止血调经,解毒
侧柏树叶	清热消肿,生发生肌,止血敛疮	金果榄	清热解毒,散结消肿,清利咽喉
侧柏树皮	凉血止血,杀虫止痒,敛疮生肌	青葙子	清肝火,祛风热,明目降压
罗汉松树皮	活血,祛风,杀虫	细辛	祛风散寒,温肺祛痰,止痛
罗汉松果	行气止痛,益气养血	金鸡脚	利尿,清湿热,止血
罗汉松叶	止血,抗病毒,清除人体有害物	武当山黄酒	温中祛寒,通经活络,美容养颜
松柏	祛风散寒,活血消肿,驱秽除浊	武当山白酒	壮胆通血脉,祛寒疗烫伤
刺柏	清热解毒,燥湿止痒,排泻内毒	武当山酒大曲	消食除胀,健脾消食
松香	拔毒生肌,杀虫止痒	武当山甜酒曲	消食祛疳,温养五脏
松萝	清肝,化痰,解毒,止血	武当追风草	祛风,止痒,嫩白肌肤
松蕈	治溲浊不禁	苦葫芦	利水消肿,治黄疸,医疮癣
松树花粉	益志养颜,延年益寿,强身健体	抽葫芦	治肝化水肿,肾炎水肿

药名	功效	药名	功效
松节	祛风燥湿,活血止痛	苦瓜藤	清热解毒
松树白皮	排毒,降血糖,祛风除湿	苦瓜	清暑涤热,明目解毒
松树果	健五脏,消疲劳,止咳平喘	苦瓜根	清热解毒
松树花	祛风益气,收敛止血	苦瓜叶	清热解毒,除痱
松脂	镇咳祛痰,拔毒止痛	苦瓜花	治胃气痛,止痢
松针	治动脉硬化,降脂降压	苦瓜子	排脓利湿,清热化痰
茄子	软化血管,健脾宁心,降血止血	枇杷果	生津止渴
茄子根	除风祛寒,治冻疮	枇杷叶	化痰止咳,疏肝理气
卷心菜	补五脏,壮骨髓,清热止咳,止痛	苦楝树花	润燥止痒,治手足癣
青头萝卜	止血止痒,杀虫祛湿	苦楝树根皮	清热,燥湿,杀虫
油菜子	避孕	苦楝果	杀虫,止痒,止痛
油菜花	通便润肤,止痒疗疮	单质千金藤	清热解毒,散瘀消肿
油菜	活血化瘀,解毒消肿,通便补钙	单叶细辛	祛风解毒,活血止痛
武当肺筋草	行气平喘,利尿杀虫	板蓝根	清热解毒,凉血,止血,治流感
油桐树	解毒,杀虫,外用疮疡癣疥	青木香	行气,解毒,消肿
油桐树根	清热驱虫,祛风利湿	青杠碗	健胃,收敛,止血痢
油桐树花	清热解毒,生肌,治烫伤	青酒缸	清热,利湿,消积,散瘀
泡桐树皮	除风祛湿,解毒消肿	青酒缸根	祛风除湿,活血解毒

药 名	功 效	药 名	功 效
泡桐树根	祛风止痛,活血解毒	青麸杨根	祛风解毒,止痒
泡桐树果	化痰,止咳,平喘	青蒿蠹虫	治急慢惊风
泡桐树花	清肺利咽,解毒消肿	枫香寄生	祛风,活血,除湿,止咳,治腰痛
泡桐树叶	清热解毒,消肿止痛	刺梨	健胃消食积胀满
狗椿树皮	补肝肾,强腰膝	刺石榴	止血止痢,治崩漏白带
狗椿树果核	治肠风下血	刺黄连	清热消炎,消肿止痛,治肝炎、烫伤
狗椿树刺	治牙痛	刺梨根	健胃消食,止泻涩精
狗椿树叶	行气止痛,清热凉血	刺蒺藜	散风明目,下气行血
枇杷树根	止咳镇痛	苦丁	清热解毒,治疥癣、疔疮、痈肿
枇杷核	化痰止咳,疏肝理气	苦菜	清热凉血,解毒止痢
枇杷芋	温肾,消胀,止痛	郁李仁	润燥滑肠,下气利水
枇杷花	祛风解表	郁李根	治龋齿痛,气滞积聚
败酱	清热解毒,排脓破瘀	复羽叶栾树	疏风清热,止咳,杀虫
岩松	清热消炎,治肝炎、中耳炎等	香附子	理气解郁,调经止痛
钓竿柴	利水除湿,清热止血	香构	止咳化痰,治风火牙痛
金不换	清热解毒,健胃止痛,散瘀消肿	香槐	治关节疼痛
金刚刺	除风湿,活血,解毒,息风,抗癌	香蒲	治小便不利,乳痈
金金棒	生津止渴,补阴,除虚热	香薷	发汗解暑,行水散湿,温胃调中

药 名	功 效	药 名	功 效
金雀花	滋阴,和血,健脾	香叶子	温经通脉,行气散结
金雀根	清肺益脾,活血通淋	禹白附	祛风痰,定惊,止痛
金刚藤头	清热,除风毒,治崩带、血淋	鬼针草	清热,解毒,散瘀,消肿
鱼胆草	治肺热,杀虫,敷疮	盾叶莓	治腰脊及四肢酸痛
夜交藤	养心,安神,通络,祛风	盾叶薯蓣	治痈疖早期未破溃、阑尾炎
夜关门	补肝肾,益肺阴,散瘀消肿	狭叶败酱	散寒,燥湿
泽漆	行水,消痰,杀虫,解毒	草珊瑚	解毒,止痛
空心苋	清热凉血,利尿解毒	独角莲	治毒蛇咬伤,跌打损伤
柳叶菜	理气活血,止血	洋葱	治妇人阴道滴虫阴道炎,降血脂
美人蕉根	退虚热,补肾虚	洋金花	定喘,祛风,麻醉止痛
绒毛桢楠	消炎解毒	穿山龙	活血舒筋,消食利水,祛痰截疟
荆芥根	治吐血、牙痛、瘰疬	穿鱼藤	散瘀止痛,止血接骨
茵陈蒿	清热利湿,退黄疸	姜皮	行水,消肿
茴香根	温肾和中,行气止痛	姜叶	散水结,杀鱼脍生冷诸积
荙葱	除瘴气恶毒	姜黄	破血,行气,通经,止痛
荫风轮	治各种出血,白喉,感冒,腹痛,无名肿毒,理气消肿	娃儿藤	祛风化痰,解毒散瘀
钩藤	清热平肝,息风定惊	娃娃拳	治脾虚食少、胸痞腹胀
钩藤根	舒筋活络,清热消肿	柔毛水杨梅	补脾肾,消痈肿,祛风湿

药　名	功　效	药　名	功　效
结根草莓	止血排脓	柿蒂	降逆气,治呃逆,呕哕
绛梨木子	消食,通便,行水	柿漆(加工品)	治高血压
绛梨木叶	治食积饱胀	柿霜	清热润燥,化痰
绛梨木根	消食,行水,去瘀	柿树皮	治便带鲜血、水火烫伤
络石藤	祛风,通络,止血,消瘀	柿饼	化痰止咳,止血平喘
独行菜	利尿,止咳,化痰	柿寄生	祛风湿,强筋骨,止血
穿肠瓜	治痔疮、肛瘘神效	枳椇子(拐枣)	解酒毒,消烦渴,通二便
绞股蓝	清热解毒,止咳祛痰,抗癌	枳椇叶	治死胎不出,消痈疽、肿毒
骨碎补	补肾固齿,接骨疗伤,止痛	枳椇根	治风湿筋骨痛、劳伤咳嗽、吐血不止
香菊	治风寒感冒,疝气	枳椇木汁	治腋下狐气
标杆花	解毒散结,消肿止痛	珍珠菜	活血调经,利水消肿
剑叶虾脊兰	清热解毒,活血止痛	珍珠风	活血通经,除风祛湿
狭叶重楼	清热解毒,消肿止痛	栀子	泻火除烦,凉血解毒,外敷损伤
草质千金藤	清热解毒,散瘀消肿	栀子树枝	清肺止血
柏脂	清热除湿,解毒杀虫	栀子树根	清热,凉血解毒
柏枝	祛风除湿,解毒疗疮	栀子树叶	消肿止痛
柏树果	祛风和中,安神止血	柘木	治月经过多、妇人崩中血结
柏树根白皮	凉血解毒,敛疮生发	柘耳	肺痈咳嗽,脓血腥臭

药名	功效	药名	功效
柏树油	祛风除湿,解毒生肌	柘树白皮	补肾固精,凉血,舒筋
柿子	清热,润肺,止咳,止血	柘树茎叶	祛风活血,消炎止痛
柿叶	降脂,降压,治咳喘,各种出血	柘树果实	清热凉血,舒筋活络
柿皮	贴疔疮	柑	生津止渴,醒酒利尿
柿花	治痘疮破烂	柑叶	行气降逆,消肿散瘀,解毒止痛
柿根	凉血止血,治崩漏	柑核	肾虚腰痛,小肠疝
柑皮	下气,调中,化痰,解酒	南烛叶	益精气,强筋骨,明目止泻
香五加皮根	祛风湿,壮筋骨,强心	南烛根	散瘀,消肿,止痛
香叶树	祛风,散热,杀虫,治伤	南蛇藤	祛风湿,活血脉
鬼灯笼	清热解毒,除骨热,止咳镇惊,外敷治跌打损伤	南天竹子	敛肺止咳,清肝明目
荞麦	开胃开肠,下气消积,降脂,降压,降血糖	南天竹叶	治感冒、百日咳、目赤肿痛
荞麦壳	配菊花、决明子作枕头,治失眠,并可降血压	南天竹根	祛风清热,除湿化痰
荞麦花	治乳汁少、乳汁不通	南蛇藤叶	治毒蛇咬伤
香菇	化痰理气,益胃和中,托疹解毒	南蛇藤根	祛风除湿,行气散血,消肿解毒
香菇蒂	理气和胃,益气健脾,补虚强身	茜草茎	止血行瘀,治跌打损伤
树菇	开胃健脾,通便排毒	茜草根	行血止血,通经活络,止咳祛痰
香鲍菇	开胃消食,益寿养颜	柱果铁线连	祛风除湿,舒筋活血,镇痛
鬼笔(狗尿台)	治恶疮、蚁瘘	草芍药	凉血止血,止泻止痛

药 名	功 效	药 名	功 效
胡萝卜子	治痢疾、喘咳	草莓	清凉止咳,美容生津
胡萝卜	通便止咳,降脂舒心	春不见	清热解毒,祛风定惊
南瓜蒂	舒肝气,养肝血,保胎	荃皮	活血祛瘀,收敛,生肌
南瓜子	驱蛔虫及多种寄生虫	钩叶委陵菜	清热解毒,止血止痢
南瓜藤	拔毒肿,治骨髓炎	歪头菜	补虚调肝,利尿解毒
南瓜瓢	解毒敛疮,拔枪弹入肉	响铃草	养肝肾,止咳喘,利湿
南瓜须	治妇人乳内缩疼痛	胡麻仁	清热消积,通便,养血,祛风
南瓜花	清湿热,消肿痛,止咳	珍珠透骨草	散风除湿,解毒止痛
南瓜叶	清热解暑,止血解毒	鬼羽箭	清热,凉血,止血
南瓜	补中益气,消炎止痛,解毒杀虫	鬼箭羽	破血,通经,杀虫
南沙参	养阴清肺,祛痰止咳	茼麻子	清热利湿,退翳
南烛子	益肾固精,强筋明目	结香花	舒筋活络,祛风明目
胡颓子叶	止咳平喘	香椿树皮	止血,止痛
胡颓子根	祛风利湿	香椿树根	舒筋止痛
胡颓子果	消食止痢	桂花	养肤养颜,化痰,散风,除口臭
前胡	散风清热,降气化痰,止咳平喘	桂花树根	治胃,牙痛,风湿痛
星宿菜	活血散瘀,利水化湿	茶叶	清头目,除烦渴,化痰,消食利尿,解毒
珍珠菜	活血调经,解毒消肿	茶油	清热化湿,杀虫解毒

药 名	功 效	药 名	功 效
牵牛子	泻下,利尿,消肿,驱虫	茶籽油饼	乌须黑发,润肤止痒
鬼点灯	止咳,止吐	茶树籽	润发黑发,消痔,气滞腹痛,烫伤
挂金灯	清热化痰,利尿	茶树根	治口疮久不愈合,心脏病
独叶一枝枪	解毒消肿,止血	茶树花	治鼻痔,高血压
虾钳菜	清热解毒,拔毒,止痒	香果树根皮	和胃止呕
韭菜	温中,行气,散血,解毒	荠菜	和脾,利水,止血,明目
韭菜根	温中,行气,散瘀	荠菜花	治痢疾、崩漏
韭菜子	补肝肾,暖腰膝,壮阳固精	荠菜子	祛风,明目,治眼痛
荔枝草	治喉科十八症、梅毒、痔疮	茭白	解热毒,除烦热,利二便
独活	散风寒,治腿痛	茺蔚子	活血调经,疏风清热,治目赤肿痛
厚朴木香	理气健胃	荩草	止咳,定喘,杀虫
急性子	通经催生,利尿通淋,治骨梗咽喉	面根藤	治淋病,白带
威灵仙	祛风利湿,通经活络,化骨软坚,止痛	顺江木	舒筋活血,散寒止痛
活血莲	破瘀消肿,清热解毒	扁豆叶	健脾,清热,解毒,接骨续筋
鬼臼	祛痰散结,解毒祛瘀	扁豆衣	健脾化湿,厚肠止痢
鬼臼叶	治哮喘、背痈、恶疮	扁豆花	健脾胃,清暑化湿
鬼臼根	治恶疮、蚁瘘	扁豆根	止血通淋
香椿嫩叶	解表透疹,利湿开胃	扁豆	健脾和中,消暑化湿

药名	功效	药名	功效
茶树菇	开胃健脾,补肾养肝,排毒养颜	胡荽子	透疹,健胃
香橼	理气,止痛,化痰	荆芥	发表,祛风,理血,炒炭止血
柽柳嫩枝	疏风解表,利尿解毒	积雪草	清热利湿,消肿解毒
厚朴树皮	温中下气,化湿	透骨草	祛风,除湿,舒筋,活血,止痛
厚朴树花	宽中利气	倒扎龙	清热解毒,活血止痛,止带,止汗
茯苓	利水渗湿,宁心安神	倒生根	活血,止血,治跌打损伤
茯苓皮	利水消肿,妊娠水肿	倒生莲	活血散瘀,祛风湿,利关节
茯神	宁心安神,治惊悸失眠	射干	降火,解毒,消痰
榨树叶	治痈疽,肿毒,下死胎	臭牡丹	活血消肿,解毒,散瘀
榨树皮	燥湿,除热,退黄疸	臭牡丹根	止血,止痛,除风,止痒
榨树根	治黄疸,水肿,痢疾	臭梧桐	祛风湿,降血压
枸杞子	滋肝补肾,润肺明目	臭梧桐根	治疟疾、风湿痛、高血压、跌打损伤
枸杞叶	补虚益精,祛风明目,清热止渴	臭梧桐花	治头风、痢疾、疝气
胡荽(香菜)	发汗透疹,消食下气	臭梧桐子	祛风湿,平喘咳
胡芦巴	补肾阳,祛寒湿	狼把草	治气管炎、肺结核、咽喉炎、扁桃腺炎
胡桃仁	补气血,润肺化痰,平喘通便,健脑化石	狼尾草	明目、散血
胡桃叶	治白带,祛风止痒	烟叶	行气止痛,解毒杀虫
胡桃壳	血崩,乳痈	凉粉草	清暑,解渴,除热毒

药 名	功 效	药 名	功 效
胡桃花	泡酒外涂治疣瘊	海金砂根	清热解毒,利湿消肿
胡桃枝	治瘰疬,疗疮,抗癌	浮萍	发汗,祛风,行水,清热,解毒,止痒
胡桃根	杀虫,攻毒,补气,止痛,乌发	浮小麦	益气除热,止自汗盗汗
胡桃油	治绦虫,疥癣,冻疮,聤耳	瓶尔小草	清热,凉血,镇痛,解毒
胡桃内隔	避孕	益母草	活血调经,祛瘀利水,降血压
胡桃青外皮	治牛皮癣,秃疮,鱼鳞病	调经草	活血调经,化瘀止痛
扇子七	祛风解毒,理气止痛	桑枝	祛风除湿,治手臂痛
桑寄生	补肝肾,强筋骨,除风湿,通经络,降压	桑叶	疏风散热,明目安神
通草	泻肺,利尿,下乳汁	桑葚子	补肝益肾,乌须黑发,明目安神
铁角蕨	清热解毒,调经止血	桂皮	祛内寒,回阳气,湿补内脏,通血脉
高乌头	祛风除湿,活血止痛	高粱	暖胃祛寒,止咳,止血,止泻
桃仁	活血止痛,润肠通便	高粱霉疱	止痢,止痛,止血
桃花	利水消肿,通便,美容,治狂神效	高粱根	止血,用于鼻血、便血、妇科出血
桃树叶	杀虫止痒,治阴痒	高粱根部须根	治营养不良性水肿
桃树木	活血止痛,避邪镇惊	蚕豆	健脾化湿,补中益气
桃树枝	活血止痛,消肿散结	蚕豆叶	止血解酒
桃树根	活血通络,除湿止痛,治腰痛	蚕豆皮	利尿渗湿,治黄水疮
桃树胶	活血止痛,降糖,清热通淋	蚕豆荚壳	消炎止血,治烫伤

药名	功效	药名	功效
桃树虫粪	消肿止痛	蚕豆茎	止血,止泻,用于各种出血
桃树皮	祛风化痰,镇静醒脑	莲藕	清热生津,散瘀消肿,润肺止血
桃	生津,润肠,活血,消积,美容	莲藕节	清热止血
桑皮汁	清热解毒,止血敛疮	莲子	补虚安神
桑叶露	祛风清热,治眼睛红肿	莲蓬壳	消瘀化痔,祛湿消肿
桑霜	散结消肿,治噎食肿块	莲子心	清心除烦,利尿
桑瘿	祛风痹,清湿热	莲子须	补肾涩精
桑黄	活血止血,化饮止泻	荷叶	清暑,化湿,和胃止泻,止血
桑沥	祛风止痉,清热解毒	荷花	清暑开胃,润肤养颜
桑树木耳	凉血止血,活血散瘀	荸荠	清热止渴,止咳化痰
桑树根	降血压,止痛	莴笋	泻心火,利小便,通乳汁,鲜火毒
桑白皮	泻肺热,治咳嗽	莴笋子	治乳腺不通,乳汁少,利尿
铁扇子	清热利湿,调经止血	莱菔叶	消食,理气,补虚强身
铁苋菜	清热利水,杀虫止血	莱菔鲜汁	理气,宽胸,快膈
赶山鞭	止血,镇痛,通乳	荷叶蒂	清暑祛湿,和血安胎
铁线草	清热利尿,散瘀止血,舒筋活络	盐麸子	生津润肺,降火化痰,敛汗,止痢
铁冬青	清热利湿,消炎止痛	盐麸子叶	止咳化痰,收敛,解毒
海蚌含珠	清热解毒,祛湿止痢	盐麸子根	祛风,化湿,消肿,软坚

药名	功效	药名	功效
徐长卿	祛风除湿,散瘀止痛	盐麸子花	治鼻疳,痈疽溃烂
柴胡	和解退热，疏肝解郁,升阳举陷	盐麸根白皮	祛风湿,散淤血,清热解毒
海金砂	利尿通淋,解毒医疮	赶风柴	止血,消炎,祛瘀,止痛
海金砂秧	外洗荨麻疹,治烫伤	夏枯草	清肝热,散瘀结,降血压
秦皮	清热燥湿,平喘,止咳,止痢	鸭跖草	行水,清热,凉血,解毒
桔梗	开宣肺气，祛痰排脓,善治咽炎	钻石风	止咳祛痰,祛风活血
栝楼（瓜蒌）	润肺,化痰,散结,滑肠	钻山风	治风湿脚气、四肢关节酸痛
栝楼子	润肺化痰,润肠通便	铁马鞭	治体虚久热不退、痧症腹痛
栝楼壳	润肺化痰,利气宽胸	铁扫竹	治创伤、肿毒、口疮、臁疮
栝楼茎叶	疗中热伤暑	铁线莲	消除血尿酸,治风痛
豇豆	健脾补肾	铁树叶	清热,止血,散瘀,抗癌
豇豆叶	治淋症	铁树花	治痰火,止血
豇豆壳	镇痛,消肿	铁树果	镇咳祛痰,助消化,通经脉
豇豆根	健脾益气,消食	铃兰	温阳利水,活血祛风
壶卢	利水,通淋,消肿	黄瓜藤	消炎祛痰,解痉,去黄疸
壶卢子	治齿龈或肿或露、齿疼	黄瓜汁	嫩肤祛斑，美白皮肤,治烫伤
莱菔	消积滞,化痰热,下气,宽中,解毒	黄瓜籽	接骨续筋,祛风消痰
莱菔子	下气定喘,消食化痰	黄瓜皮	清热利尿,治热结膀胱

药 名	功 效	药 名	功 效
黄瓜根	清热毒,利湿热,解毒疮	梅树叶	止痢止血
黄开口	降血压,解蛇毒	梧桐树叶	外敷结核性疮疡
黄豆	健脾宽中,润燥消肿	梧桐树籽	消肿止痛
黄豆皮	润肠通便	梧桐树花	治水肿、秃疮、烫伤
黄豆根	消肿止痛,治足跟痛、脚气	梧桐树根	祛风湿,和气血,通经络
黄豆芽	治瘊子、脚鸡眼、利尿解毒	梧桐树白皮	祛风除湿,活血止痛
黄精	补中益气,润心肺,强筋骨	梧桐树子油	拔毒消肿,医疮止痛
黄柏	清热解毒,泻火燥湿	黄练芽	清热解毒,止渴
黄连	泻火燥湿,解毒,杀虫,明目,止痛	野樱桃根	调气血,通血脉
黄芩	泻火,除湿热,止血,安胎,止咳	野葡萄藤	止血,祛风,通络,止痛
菠菜	养血,止血,敛阴,润燥	野葡萄根	行血,活血,消积,抗癌
菠菜子	利水除热,活血解毒	野鸦椿花	镇痛,治头痛眩晕
菊叶三七	破血散瘀,止血消肿	野鸦椿子	温中理气,消肿止痛
菊花	疏风,清热,明目,解毒,降血压	野鸦椿根	除风祛湿,健脾养胃
菊花叶	治疔疮、痈疽,头风,目眩	野西瓜苗	治风热咳嗽、烫伤
菊花苗	清肝,明目,治头晕	野樱桃果	益肾清热,治咽喉肿痛
菟丝子	补肝肾,益精髓,明目,通便	野黄瓜	健脾益胃,清热明目
菝葜	祛风湿,利小便,解肿毒	野菊花	疏风清热,消肿解毒

药名	功效	药名	功效
檵树根	清热止泻,活血止血	野茶子	止渴,醒脑,利尿
檵树花	清热解毒,凉血止血,止咳	野花椒	温中散寒,燥湿杀虫,止痒消肿
檵树叶	清热解毒,散结医疮,凉血止血	野苋菜	清热解毒,治痢疾
梅核仁	清暑,明目,除烦	野芝麻	治肺热咳嗽、血淋、白带
梅树根	风痹,胆囊炎,休息痢	蛇附子	清热解毒,活血祛风
梅子果	收敛,生津,安蛔,驱虫	蛇床子	温肾壮阳,祛风燥湿,杀虫止痒
蛇莓	清热凉血,解毒消肿,镇惊止咳	黄杨木根	治筋骨痛,目赤肿痛,吐血
蛇含	清热解毒,止咳止痛,止痒	黄杨木子	善暑期伏热,面生疖肿
常山	除痰截疟,治瘰疬	黄杨木	祛风湿,理气,止痛
接骨丹	活血,止痛,接骨,除风湿	黄瓜	清热解暑,利尿
排香草	治感冒、咳嗽、风湿痛	黄瓜叶	治腹泻、痢疾,去痱毒
瓠子籽	清热消炎,治胃肠炎	萄蟮	清热解毒,消肿止痛
瓠子	利水清热,止渴,除烦	绿豆	清热解毒,清暑利水
黄蜀葵花	通淋,消肿,解毒	绿豆叶	解热毒,退目翳
黄蜀葵叶	托疮解毒,排脓生肌	绿豆芽	解酒毒、热毒,利三焦
黄蜀葵子	利水,消肿,通乳	绿豆花	解酒毒
黄蜀葵茎	和血,除烦热	绿豆粉	清热解毒,治痈疽疮肿、烫伤
黄蜀葵根	利水,散瘀,消肿,解毒	续断	补肝肾,续筋骨,调血脉

药名	功效	药名	功效
黄花远志	祛风除湿,补虚消肿	婆婆纳	治疝气、腰痛、白带
黄花地丁	清热解毒,利尿消肿	密蒙花	祛风,凉血,润肝,明目
黄杨木叶	治妇人难产,外敷暑疖	淡竹叶	清心火,利尿,除烦止渴
黄鳝藤	清热解毒,利尿解毒	淡竹根	除烦热
黄药子	凉血,降火,消瘿,解毒,抗癌	淡竹笋	消痰,除狂热,治壮热头痛
黄荆子	祛风,除痰,行气,止痛	淫羊藿	补肾壮阳,祛风除湿
黄荆叶	解表清热,利湿解毒	淫羊藿根	治虚淋、白带、白浊、月经不调
黄荆枝	祛风解表,消肿解毒	商陆	通二便,泻火,散结
黄荆根	解表,祛风湿,理气止痛	商陆花	治善忘喜误
黄刺皮	清热燥湿,泻火解毒	鹿衔草	补肝肾,除风湿,活血调经
黄花菜	养血平肝,利尿消肿	麻布七	祛风除湿,理气止痛,活血散瘀
黄花蒿	清热解疟,祛风止痒,抗疟	旋覆花	消痰,下气,软坚,行水
旋覆花根	治风湿麻木	甜瓜根	煎水洗疥癣
鹅掌金星草	退热,利尿,开胃	甜瓜藤	能去鼻中息肉
鹅脚板	散寒,化积,祛瘀,消肿	甜杏仁	润肺,平喘
鹅脚板根	散瘀,消肿,解毒,止泻	甜石榴	生津止渴,杀虫
鹅肠草	清热解毒,活血消肿,止遗,去瘀,下乳,外洗手足癣	铜锤玉带草	祛风利湿,活血解毒
鹅不食草	祛风,散寒,胜湿,通鼻窍	崖棕草	治妇人血气痛,五劳七伤

药 名	功 效	药 名	功 效
象皮木	清热解毒,止血消肿	野漆树叶	驱蛔虫,止血,通经
猫眼草	祛痰,镇咳,平喘,拔毒止痒	野漆树根	治气郁胸闷、胸肺受伤
猪蓼子草	治疮肿,解热毒	粟奴	利小肠,除烦满
猪鬃草	清热,祛风,利尿,消肿	粟芽	健脾,消食
猪毛草	清热,解毒	粟米泔水	治霍乱卒热、心烦热
猪牙皂	通窍,涤痰,祛风,杀虫	越瓜	利小便,解毒热
盘龙参	益阴清热,润肺止咳	雁来红	治痢疾、吐血、崩漏、目翳
梨头草	清热解毒,治痈疽、疔疮	搜山虎	发表散寒,舒经活络,止痛
梨	生津止渴,润燥,清热,化痰	搜山黄	清热解毒,散瘀消肿
梨树叶	治食菌中毒,小儿疝气	紫草	凉血、活血、清热、解毒
梨树皮	清心降火,滋肾益阴,生津止渴	紫珠	活血,止血,除热,解毒
梨树枝	治霍乱吐痢	紫菀	温肺,下气,消痰,止咳
梨树根	止咳嗽,治疝气	紫堇	治肺结核咳血、遗精、顽癣、疮疡
甜瓜	清暑热,解烦渴,利尿	紫苏叶	发表散寒,理气和营
甜瓜子	散结,消瘀,清肺,润肠	紫苏子	下气,消痰,润肺,宽肠
甜瓜叶	祛瘀血,治小儿疳积	紫苏梗	理气解郁,止痛安胎
甜瓜皮	清热,除烦渴	紫金牛	镇咳,祛痰,活血,利尿,解毒
甜瓜花	主心痛咳逆	紫金砂	散寒理气,止痛

药 名	功 效	药 名	功 效
紫荆皮	活血通经,消肿止痛	番茄	生津止渴,健胃消食,降压
紫荆花	通小肠,治风湿骨痛	寒莓叶	补阴益精
紫荆果	治咳嗽,治孕妇心痛	寒莓根	清热解毒,活血止痛
紫茉莉子	祛面部斑痣,治黄水疮	窝儿七	祛风湿,清热凉血
紫茉莉叶	治痈疽、疥癣	斑茅	通窍利水,破血通血
紫茉莉根	利尿,泻热,活血散瘀	斑叶兰	清热解毒,活血止痛,软坚散结
紫鸭跖草	活血,利水,散瘀,解毒	斑叶兰根	补虚,治肾虚头晕、四肢乏力
棠梨	敛肺,涩肠,治久咳、泻痢	斑鸠占叶	清湿热,治水肿,解毒医疮
棠梨枝叶	治霍乱吐泻不止,小腿抽筋	斑鸠占根	调经壮阳,治风湿、阳痿
掌叶半夏	治痈毒、蛇伤	斑竹根	祛风湿,去肺寒,治喘咳
喉咙草	祛风,清热,消肿,解毒	斑竹花	治猩红热
帽兰	舒筋活血,治跌打损伤	博落回	消肿,解毒,杀虫,止痒,治脚癣
景天	清热,解毒,止血,治小腿丹毒	楮叶	消肿,止痒,治风湿关节炎
景天三七	止血,活血,化瘀,止痛	楮实	补肾强筋骨,利尿明目
景天三七根	止血,消肿,定痛	楮树白皮	利尿排毒,消肾炎水肿
黑大豆	活血,利水,祛风,解毒,乌发	楮树浆	杀虫止痒,治顽癣
黑芝麻	补肝肾,润五脏	楮树根	清热凉血,利湿祛瘀
黑大豆叶	治血淋、蛇伤	楮头红	清肺热,去肝火,治风湿痹痛

药名	功效	药名	功效
黑大豆皮	养血疏风,除烦,止汗	棉花	止血,治吐血、下血、金创出血
黑大豆花	治目盲翳膜	棉子	温肾,补虚,止血
黑野葡萄汁	消食,清热,解毒,凉血	棉子壳	治膈食、膈气
鹅不食草	祛风,散寒,胜湿,通鼻窍	棉花根	补虚,平喘咳,调月经
筋骨草	清热凉血,退热消肿	棉子油	治恶疮、疥癣
舒筋草	舒筋活血,止痛	棕树心	为强壮药,治心悸头昏
棕树根	止血,祛湿,消肿,解毒	萹蓄	利尿,清热,杀虫
棕榈子	涩肠止痢,崩中带下,养血	喜树	治种癌症、白血病
棕榈叶	治吐血、劳伤、虚弱	喜树皮	治牛皮癣
棕榈皮	收涩,止血,止血痢	粟米(小米)	和中,益肾,除热,解毒,安神
棕榈花	治泻痢、肠风、血崩、带下	隔山消	养阴补虚,健胃消食
棣棠花	治久咳、消化不良、水肿、风湿痛	榕菌	补虚,活血,抗痨
酢浆草	清热利湿,凉血散瘀,解毒消肿	猴头菇	补脾胃,助消化,益肝肾
散血草	止血,散血,消肿	黑壳楠	祛风除湿,温中行气
散血莲	祛风清热,活血消肿	黑大米	生津养胃,安神定志,健脾生血
款冬花	润肺下气,化痰止咳	紫灵芝	补气益阴,养心安神,固本强身,抗癌
韩信草	祛风、活血、解毒、止痛、治蛇伤	紫藤	止痛,杀虫
葛根	升阳解肌,透疹止泻,除烦止渴	黑叶接骨草	接骨续筋,止痛

药 名	功 效	药 名	功 效
葛花	解酒醒脾,保肝	紫万年青	清热润肺,止咳
葛叶	主金创出血	紫玉	散瘀止痛,解毒
葛粉	生津止渴,清热除烦	湖北老鹳草	祛风除湿,活血散瘀
葛蔓	治痈疽、喉痹	瑞香花	治咽喉肿痛、齿痛、风湿痛
葛薴	清热,解毒,醒酒,保肝	瑞香叶	治疮疡、痛风
葎草	清热利尿,消瘀解毒	瑞香根	治急惊风、胃脘痛
葱叶	祛风发汗,解毒消肿	椿树叶	消炎,解毒,杀虫
葱白	解表发汗,通阳,解毒	椿白皮	除热,燥湿,涩肠,杀虫,止血,止痢
葱汁	散瘀,解毒,杀虫	楠木	治霍乱转筋、水肿
葱子	温肾,明目,壮阳	楠木皮	小儿吐乳,霍乱吐泻
葱须	治风寒头痛、喉疮、冻疮	楝树叶	止痛,杀虫
萱草根	利水,凉血	榅桲(木梨)	下气,消食
榅桲皮	治黄水疮	蓬莱草	祛风清热,消肿解毒
楸树叶	消肿拔毒,排脓生肌,祛风止痒	蓑草根	行气破血
楸树皮	痈肿疮疡,痔瘘,吐逆,咳嗽	蒲黄	凉血止血,活血祛瘀,止痛
槐叶	治惊痫、壮热、肠风、痔疮	蒲公英	清热解毒,利尿散结
槐花	清热凉血,止血降压	碎米柴	清热利湿,解毒
槐枝	治心痛、带下,外洗风湿、疮疡	碎骨子	清热,利尿,滑胎

药　名	功　效	药　名	功　效
槐角	清热，润肝，止血，凉血，降压	雷丸	消积,杀虫
槐白皮	祛风除湿,消肿止痛	零陵香	祛风湿,避秽浊
槐耳	治痔疮便血、脱肛、崩漏	蜈蚣草	治疥疮
槐胶	治一切风症,化痰涎	蜈蚣萍	治劳热、浮肿、疔疮、湿疹、烫伤
榆叶	利小便,主石淋	蜂斗菜	解毒祛瘀,治扁桃腺炎
榆花	主小儿惊痫、伤热、小便不利	蜀葵花	和血润燥,通利二便
榆荚仁	清湿热,杀虫,止带	蜀葵子	利水通淋,滑肠通便
榆白皮	利水,通淋,消肿	蜀葵苗	治热毒下痢、淋病、金疮
榆蘑菇	滋补强壮,治虚弱萎症	蜀葵根	清热凉血,利尿排脓
楤树叶	利水消肿	照山白	治支气管炎、痢疾、产后身痛
楤树花	止血,消肿,止痛	矮脚枫叶	捣烂外敷一切毒疮
楤树白皮	利尿消肿,祛风止痛	矮茎朱砂根	祛风清热,散瘀消肿
楤树枝	祛风除湿,活血散瘀	鼠曲草	化痰,止咳,祛风寒
墓头回	妇女崩中、赤白带下,跌打损伤	腹水草	行水,散瘀,消肿,解毒
蓖麻仁	消肿拔毒,泻下通便	慈竹叶	治热淋,血尿
蓖麻叶	脚气,阴囊肿痛,鹅掌风	慈竹花	治劳伤吐血
蓖麻根	镇静解痉,祛风散瘀	慈竹根	下乳
蓖麻油	大便燥结,疮疥,烫伤	慈竹茹	清热凉血,除烦止呕

药 名	功 效	药 名	功 效
慈竹笋	烧灰研面,涂小儿肥疮	算盘子根	清热利湿,活血解毒
福参	脾胃虚寒泻泄,虚寒咳嗽	辣椒	温中,散寒,开胃,消食
辟汗草	清热解毒,化湿,杀虫	辣椒叶	止血消痔
鼠掌老鹳草	祛风除湿,活血通经	辣椒根	洗冻疮肿痛
碧桃干	治盗汗、遗精、吐血、心腹痛	辣蓼草	消肿止痛,止痢
墙草根	拔脓消肿	腐婢	清热消肿,解毒
榧子	杀虫、消积、润燥	腐婢根	清热解毒,治疟疾
榧子花	主水气,祛赤虫	漆姑草	治漆过敏,痈肿,瘰疬
榧子树根	治风湿肿痛	漏芦	清热解毒,消肿排脓,下乳
酸浆草	清热,解毒,利尿,治热咳	熊蕨根	驱除绦虫
酸模	清热,利尿,凉血,杀虫	翠云草	清热利湿,治肝炎
蔷薇花	清暑,和胃,止血	樱桃	益气,祛风湿,美容颜
蔷薇叶	捣烂外敷,生肌收口	樱桃叶	温胃,健脾,止血,解毒
蔷薇根	清热利湿, 祛风活血,解毒	樱桃枝	治寒痛、胃气痛
蔷薇枝	妇人脱发	樱桃根	治蛔虫
蓦荷	清热化湿,止血生肌	樱桃核	透疹,解毒
蔓荆子	疏散风热,清利头目	樱桃水	治疹发不透、冻疮、烫伤
蔓荆子叶	治跌打损伤、刀伤出血	橡实	涩肠固脱,治泻痢脱肛

药名	功效	药名	功效
豨莶草	祛风湿,利筋骨,降血压	橡实壳	收敛,止血
豨莶草果	驱蛔虫	柳树皮	治泻痢、瘰疬、恶疮
豨莶草根	治风湿顽痹、头风、带下、烫伤	槲木皮	治恶疮、瘰疬、痢疾、肠风下血
腊梅花	解暑生津,胸闷咳嗽,烫伤	槲木叶	治吐血、衄血、血痢
算盘子	治疝气、淋浊、腰痛,外洗皮肤过敏	槲实仁	涩肠止痢
算盘子叶	清扫利湿,解毒消肿	樟木	祛风湿,行气血,利关节
樟树子	散寒祛湿,行气止痛	橘饼	宽中下气,化痰止咳
樟树叶	祛风,除湿,止痛,杀虫	橘树根	顺气止痛,除寒湿
樟树皮	行气,止痛,祛风湿	橘霉液	治烫伤神效
樟树根	祛风散寒,治风湿骨痛	薤叶	治疥疮
醉鱼草	祛风,杀虫,活血,治流感	薤白	理气,宽胸,通阳,散结
蕨	清热,滑肠,降气,化痰	薏苡仁	健脾,补肺,清热,利湿
蕨根	清热,利湿,治黄疸	薏苡叶	益中空膈,暖胃,益气血
蕨菜	解疮毒	薏苡根	清热利湿,健脾,杀虫
蝴蝶花	消肿止痛,解毒消炎	蕹菜(空心菜)	治鼻衄、便秘、淋浊、便血
墨旱莲	凉血,止血,补肾,益阴	蕹菜根	治白带、虚淋、龋齿痛
稻草	宽中下气,消食积,止泻	薄荷	疏风,散热,避秽,解毒
黎辣根	清热利湿,杀虫,解毒	燕麦草	能补虚损,治吐血

药名	功效	药名	功效
熟地黄	滋阴,补血	爵床	清热解毒,利湿消滞,活血止痛
鹤虱	杀虫,治虫积腹痛	瞿麦	清热利尿,破血通经
橙子	止呕恶,宽胸膈,解酒毒,行气	翻白草	清热,解毒,止血,消肿
橙叶	捣烂外敷,止痛散瘀	藿香	快气,和中,避秽,祛湿
橙子核	治疝气、淋病、腰痛	藿香根	治霍乱吐泻
橘	开胃理气,止咳润肺	蘑菇	悦神,开胃,止泻,止吐
橘叶	疏肝,行气,止痛,散结	糯米	补中益气,治消渴尿多
橘白	和胃,化浊腻	糯稻根	益胃生津,退热,止汗
橘皮	理气调中,燥湿化痰	霸王鞭	治疮毒,疥癣,水肿
橘核	理气止痛,治疝气	寡鸡蛋树根	补肺肾,祛风湿,活血通经
橘络	通络理气,化痰	寡鸡蛋树皮	收敛止血,消肿止痛,解毒
橘红	消痰利气,宽中散结	寡鸡蛋树叶	治蛇伤及疮疡肿毒
寡鸡蛋树子	清热生津,固肠止痢	鲜藕汁	清热止渴,养阴生津,止血
糯米甜酒	补气活血,暖胃通乳	魔芋	消肿散结,解毒抗癌
爆糯米花	配桑白皮煎水代茶,治糖尿病口渴不止	魔芋花	治癫痫
踏水藕叶	治小儿脱肛	魔芋鲜根	治毒蛇咬伤

第七节 武当山地区现存药用动物名录

药 名	功 效	药 名	功 效
水蛭（蚂蟥）	破瘀血,通经	红娘子	攻毒,通瘀,破积
地龙（蚯蚓）	清热,定惊,平喘,通络	知了（鸣蝉）	清热熄风,镇惊,治癫痫、夜啼
蚯蚓泥	治小儿阴囊虚热肿痛	蝉蜕（知了壳）	散风热,透疹,宣肺,定惊
田螺（大田螺）	清热止渴,利水,生肌消肿	虻虫（牛虻）	逐瘀,破积,通经
蜗牛（螺蛳）	清热解毒,利尿	蜂王浆	补虚强身,益寿延年
珍珠	平肝清热,安神定惊	蜂胶	排毒消炎
珍珠母	平肝,潜阳,定惊	蜂蜜	滋养,润燥,解毒
千脚虫（马陆）	破积解毒	蜂房	祛风痹,止咳,攻毒,杀虫
蜈蚣	息风镇痉,祛风攻毒,抗癌	蜂蜡	解毒生肌,止血止痢
饭苍蝇	治疮,涂头疮疤生发	土蜂	治毒蜘蛛咬伤
蜘蛛	祛风,解毒消肿	土鳖（土元）	破瘀血,续筋骨
全蝎	息风镇痉,祛风攻毒	蝼蛄（土狗子）	利水,通便,治瘰疬
蜻蜓	补肾益精,解毒,止咳	蟋蟀（蛐蛐）	利尿,强筋骨,止泻痢
僵蚕	祛风定惊,化痰散结	蜣螂虫（推屎螂）	定惊,破瘀,拔毒,通便
斑蝥	攻毒,破血,发泡	蛴螬（地蚕）	破血,行瘀,散结,通乳
鼠妇虫（潮湿虫）	破血利水,解毒止痛	蟑螂（偷油婆）	清热解毒,凉血止血,润肺止咳

药 名	功 效	药 名	功 效
五谷虫（蛆）	清热解毒,疗疳,止吐,消食	桑螵蛸	益肾固精,缩尿止带
九香虫（打屁虫）	理气止痛,温中壮阳	鲇鱼	利水,催乳
黄颡鱼	祛风,利水,下乳,补虚	癞蛤蟆肝（蟾肝）	解毒消肿,治痈疽疔毒
青鱼	养肝明目,气化湿,养胃	癞蛤蟆胆（蟾胆）	治气管炎特效
青鱼胆	点眼治目赤肿痛,疗恶疮	癞蛤蟆浆干块（蟾酥）	解毒,消肿,强心,止痛
白鲶	治久病体虚,食欲不振,头晕乏力	室当（颠当虫）	治一切疔肿、附骨疽、宿肉赘瘤
鲫鱼	健脾利湿,纳少无力,痢疾便血,淋病肿毒	蝌蚪	清热解毒,热毒肿痛,头癣
鲫鱼头	主咳嗽,痢疾,小儿口疮	青蛙胆	清热解毒
鲫鱼脑	主耳聋	青蛙肉	清热解毒,利水消肿,补虚健脾
鲫鱼骨	治屚疮,点病牙不痛自落	泥鳅	补中气,祛湿邪,治阳痿,疗痔疮
鲫鱼胆	治目赤肿痛,十大恶疮	鲟鱼	益气补虚,活血通淋
鲥鱼	滋补,利水	大鲵（娃娃鱼）	补气血,健脾胃,属保护动物,禁捕禁用
小白鱼（连刀皮）	利水,健脾	乌龟肉	补肺养肾,益气补气,抗痨退热
鲤鱼	消肿,利小便,镇咳平喘,下乳安胎	龟板	滋阴潜阳,益肾健胃
鲤鱼眼	木、竹刺刺入肉中,外敷即出	鳖甲	滋阴潜阳,软坚散结
鲤鱼皮	安胎止血,治胎动见红	鳖血	滋阴退热,活血通络,补虚抗癌
鲤鱼血	解毒消肿,治阳性热疮	鳖头	补气助阳,补虚抗癌
鲤鱼肠	解毒敛疮,治疮面久不愈合	鳖胆	清热消肿,消痔止痛

药名	功效	药名	功效
鲤鱼胆	点眼治目赤云翳,外涂小儿热疮	鳖脂	养肝益肝,乌须黑发
乌鳢	利水,祛风	鳖卵	补阴生津,固肠止泻
鳜鱼	补气,健脾	鳖甲胶	补肝肾,清肝热,退热消瘀
银鱼	补脾开胃,滋养五脏	鳝鱼肉	益气血,补肝肾,强筋骨,祛风湿
癞蛤蟆（蟾蜍）	破症结,行水湿,化毒杀虫,定痛疗疔	鳝鱼头	补肝益肾,涩肠固脱
癞蛤蟆（蟾头）	治小儿疳积	鳝鱼皮	散结止痛,治乳房肿块、乳痛
癞蛤蟆皮（蟾皮）	清热解毒,利水消胀,消肿止痛	鳝鱼骨	祛风湿,通经络,强筋骨
癞蛤蟆舌（蟾舌）	拔疔止痛	鳝鱼血	活血祛风,益肝补肾,治面瘫
鳢鱼	补脾利水,强阳养阴	鸭蛋	滋阴清肺,平肝止泻
鳢鱼血	利关节,活经络,治腰痛	鸭脂	消瘰散结,利水消肿
蛇蜕	祛风定惊,退翳止痒	雁肉	祛风湿,强筋骨
蝮蛇	祛风,通络,攻毒定惊	雁脂	益气补虚,活血舒筋
守宫（壁虎）	祛风定惊,散结,解毒,抗癌	鹅掌	补气益血,治腿膝无力
四脚蛇	主治瘰疬结核、瘰疬	鹅内金	健脾消食,消肿块,化结
鸽卵	益气,解毒	鹅翠（鹅尾部的肉）	治耳聤耳聋
鸽肉	补五脏,益气血,壮筋骨,退虚热	鹅掌上黄皮	祛湿敛疮,解毒止痒,治脚癣
斑鸠	益气明目,强筋骨	鹅肉	解毒,解热,止咳,补肺
鸢脑	治痔瘘、头风痛	鹅屎	治犬咬,外敷,配方祛面部黑斑

药　名	功　效	药　名	功　效
鸢爪	治小儿惊风、头昏、痔疮	鹅涎	治小儿口疮,甚效
乌梢蛇	治风湿麻木、筋骨疼痛	鹅蛋壳	研面醋调外敷,拔毒排脓,治痈疽、疮疡妙
乌蛇皮	治风癣毒气、目生翳、唇疮	鹅腿骨	治犬咬伤口发炎
乌蛇卵	治癫痫、麻风	鹅喉管	治赤白带下、哮喘,治一切重症喉症
乌蛇胆	祛风,清热,化痰,明目	鹅毛	治肿毒、隐疹疥癣,发背疔疮
申红(猴子月经)	治妇人经闭,抗痨特效,唯难觅之	鸡肉	补五脏,健脾胃,养气血,强筋骨
鱼虱	治小儿惊风、小儿高热	鸡肝	补肝肾,安胎止血,治夜盲
油鸭子	补中益气,收敛止痢	鸡心	补心镇惊,治心悸健忘
鸭肉	滋阴养胃,利水消肿,有蒸劳热、咳嗽水肿	鸡肾	治耳聋耳鸣、咽干盗汗
鸭肝	滋阴润肺,平肝明目,清热止咳	鸡脑	治小儿惊风
鸭胆	点眼可治红眼病,外涂痔疮,消肿止痛,止血	鸡血	养血安胎,妇女功能性出血
鸭毛	治急慢性湿疹、水火烫伤	鸡肠	补肾止遗,治小儿遗尿
鸭头	利水消肿,治水肿尿涩、咽喉肿痛	鸡嗉(带食管用)	治小便不禁、食噎气逆,助消化
鸭血	补血,解毒,通便	鸡油	治斑秃、脱发
鸡蛋清	生用内服解砒霜毒,外涂治红肿热痛	土燕窝	养肺阴,开胃,止血
鸡蛋壳	治胃溃疡、胃酸、胃痛,外用止血敛疮	麻雀肉	补肾壮阳,治阳痿早泄
凤凰衣(蛋壳内薄膜)	润肺止咳,止血	白丁香	拔疔白肤
鸡内金	健胃,消食,化石	麻雀蛋	温补肾阳,调和五脏,治阳痿早泄

药名	功效	药名	功效
鸡蛋黄油	治各种久不愈合的创面和疮面	麻雀脑	补肾壮阳,治阳痿早泄
鸡苦胆汁	治小儿百日咳	麻雀头血	点眼治雀盲
腊鸡爪	熬膏外敷治十大恶疮	猴脑	补脑,增加记忆,镇惊,治头痛头晕特效
腊鸡爪尖	焙干研末配方服,治颈椎病神效	猴骨	祛风湿,通经络,镇惊
锦鸡	止血解毒	夜明砂(野兔粪)	明目,杀虫
鹌鹑肉	补中气,强筋骨,止泻痢	豪猪毛	烧灰香油调匀敷伤口,治伤口久不愈合
鹌鹑蛋	补五脏,益气血,健脾胃,强筋骨	豪猪肉	润肠通便,清热利湿,行气止痛
野鸡肉(雉)	补中益气,生津止渴	松鼠	理气,调经,消疳,消积
野鸡肝	消疳,治小儿疳积,能健脾和胃	五灵脂	破积活血,调经止痛
野鸡尾	解毒消肿,清热止痛,治丹毒	蛇油	治各处瘘管,窦道
野鸡脑	涂冻疮、烫伤特效	花蜘蛛	拔毒消肿,生肌止痛
野鸡肠	补中气,健脾胃,固肠止泻	狼油	补益,厚肠
猫头鹰头(大王猫)	平肝息风,治头晕目眩	狼肉	补五脏,厚肠胃,治虚劳,祛冷积
猫头鹰胆	点眼消云翳、目赤肿痛,外擦消痔	狼喉靥	解毒治噎,治食道癌、胃癌
猫头鹰眼	配方治疗眼底病,镇静安神	豺肉	祛寒积,温筋骨,通经络,止疼痛
猫头鹰骨肉	散瘰,抗结核,截疟疾,治头晕	豺皮	治冷痹、筋骨冷痛、脚气
啄木鸟	滋养补虚	狐狸肉	补虚暖中,镇静安神,祛风解毒
乌鸦肉	滋养补虚	狐狸头骨	补虚祛风,散结解毒

药 名	功 效	药 名	功 效
鸳鸯肉	有治痔疮、疥癣的功用	狐狸肝	祛风镇惊,明目止痛
喜鹊肉	滋补,通淋,散热	狐狸肠	开窍镇惊,清热健胃
狐狸四足	治五痔下血,肛瘘流脓	獐脊髓	补虚益精,祛风润肤
狐狸心	补益镇静,治癫狂	麝肉	治腹中癥瘕肿块
狐狸尾巴	清热散结,解毒通淋	麝香	开窍,辟秽,通络,散瘀
麂肉	补气暖胃,化湿祛风,疗五痔	麝香壳	通关利窍,消肿解毒
貉肉	滋补强壮	鹳肉（白鹳）	治干血痨,月经不调,身热发烧,喘咳吐血
熊肉	补虚损,强筋骨	鹳骨	治痨瘵,胸腹痛,喉痹,蛇咬
熊骨	祛风除湿,定惊安神	鹭肉（白鹭）	补气益脾,主治虚瘦
熊脂	补虚损,润肌肤,杀虫止痒,医疮	獾肉（狗獾子）	治小儿疳积,杀虫驱蛔
熊脑	补虚祛风,治头晕目眩	獾油	治中气不足,子宫脱垂,咳血,痔疮,癣疮
熊掌	健脾胃,补气血,祛风湿	水獭肝	养阴退热,止咳喘,养肝明目
熊筋	强筋壮骨,搜风止痛	水獭骨	消骨梗喉咙,利水解毒,止呕吐
熊胆	明目去翳,杀虫医疮,消痔止痛	水獭心	镇静安神,治心慌心悸
熊眼	镇静安神,治狂症、癫痫	水獭肉	暖胃祛寒,祛风除湿,强筋壮骨,止痛
鼠肉	补虚消痔,解毒医疮,治小儿疳积	水獭肝	养阴,退热,止咳,止血,明目,镇惊
鼠皮	治各种久不愈合创口特效	黄鼬油	涩尿,固精
鼠血	配盐外擦,治牙龈出血,溃烂	刺猬皮	凉血止血,固精,止痛

药 名	功 效	药 名	功 效
鼠肝	化瘀解毒,止痛疗伤	刺猬肉	补肺虚,止咳平喘
鼠肾	治小儿惊风	刺猬胆	祛风热,明目退翳,消痔止痛
鼠胆	明目,治耳鸣耳聋	刺猬脂	杀虫止血,
鼠婴(刚出生未长毛的小鼠)	清热敛疮,消肿止痛,治烫伤	刺猬脑	治各种瘘管
鼠鞭(雄鼠生殖器)	益肾壮阳,治阳痿立效	刺猬心肝	治疗十大恶疮、各种瘘管
獐肉	补虚祛风	豹肉	补五脏,祛寒湿,强筋骨,增力气
獐骨	补虚损,益精髓	山驴骨	治风湿四肢酸痛,四肢麻木,腰腿痛
獐胎	行血补血,益气强身	驴肉	益气补血,治痨损,益寿延年
驴皮胶	大补气血,调经止血	牛血	补中,理血,脾胃虚弱,血虚经闭
驴头	风止痉,解毒生津	牛脾	消痔止血,利肠通便,宽中醒脾
驴骨	补肾壮骨,治耳聋	牛尿泡	收敛止血,通经利尿,解毒医疮
驴乳	清热解毒,润燥止渴	牛蹄甲	生肌敛疮,治廉疮
驴脂	止咳,截疟	牛奶	补气血,强筋骨,润燥止渴
驴毛	主治头风	牛骨粉	强筋壮骨,愈合骨折,补钙佳品
驴蹄	敷疽痈,止脓水	牛脊骨骨髓	壮骨益筋,填精补髓
豹骨	壮筋骨,祛风湿,止痛	牛百叶	健脾益气,助消化
驴肾	补肾壮阳,滋阴补虚,强筋壮骨	牛胎盘	治疗白癜风有很好效果
金鱼	清热、利水、解毒,治黄疸、咳嗽、肺炎、百日咳、心脏病	牛蹄筋	祛风湿,强筋骨

药 名	功 效	药 名	功 效
苍耳子秧虫	治疗疔肿毒疮特效	牛胎	补气血,强筋骨,增力气
野猪胆	解毒消炎	牛肚	益脾健胃
野猪肉	温补五脏,健脾胃,固精止遗、治夜尿	牛齿	镇惊,固齿,解毒
野猪皮	解毒生肌,托疮	牛鼻	生津,下乳,止咳
野猪脂	补虚养颜,祛风解毒	牛口涎	和胃止呕,明目去疣,治翻胃
野猪黄(胆结石)	清热解毒,熄风镇惊	牛角鳃	化瘀止血,收敛止痢
野猪蹄	祛风痛痹,解毒托疮	牛喉管	降逆止呕,治玉茎溃疡
野猪粪	治肝炎,敛疮,治久不愈合伤口特效	黄牛鞭	补肾壮阳,治疗阳痿早泄
野猪头骨	截疟利水	水牛角	清热解毒,凉血,止血,定惊
野猪外肾	治崩中带下	水牛尾	治腹大浮肿、小便涩少
牛黄	清心、化痰、利胆、镇惊	马宝(马胃结石)	清热解毒,散结抗癌
牛肉	温五脏,散内寒	马骨	醒神,嗜睡病
牛心	治膈气、惊悸,解郁补心	马鬃毛	止血止带,解毒敛疮
牛肺	治呕血、咯血	马悬蹄	定惊止痉,止血止痛
马蹄壳(千里风)	祛经络之风,疗肠痈,下淤血	花蚂蚁(别名黄蚂蚁)	补虚止咳,消肿解毒,止血生肌
骡宝(骡子胃结石)	清热止噎,抗癌止痛	竹鼠溜肉(竹鼠)	益气养阴,清热止渴
鹿茸	补肾壮阳	竹囊虫(竹蚕)	拔脓解毒,去湿止痛,敛疮生肌
鹿尾	强身健体、壮阳	竹蠹虫蛀末	清热解毒,去湿敛疮

药名	功效	药名	功效
鹿血	壮阳,强性	壁钱	治喉、牙疳、鼻衄、痔出血
鹿胎	强身健体,延年益寿	河虾(别名蚂虾)	补肾壮阳,强筋壮骨,除风祛寒
乌鸦胆	点眼治青盲、烂弦风眼及翳障	芫菁虫	攻毒,破瘀,逐水
乌鸦头	治蜂窝漏	桑蠹虫	化瘀止痛,止血止痛
乌鸦肝	祛风定惊,抗痨止血	桐蛀(桐树虫)	消肿止痛,治指头肿毒
兔头骨	治头痛	黄麻梗虫	消肿解毒,治红丝疔
兔肉	补中益气,健身美容	芝麻虫	治肛瘘神效
兔脑	催生利胎,治冻疮	皂角树虫	治一切肿毒
兔肝	泻肝热,明目退翳	茄稞虫	治男女童子痨
兔血	解胎中毒热,活血解毒,稀痘疮	青蒿蠹虫	治急慢惊风
兔骨	清热止渴,平肝	棕树虫	治赤白带、肠红血痢
兔皮毛	活血收敛,止带	蛞蝓(鼻涕虫)	清热祛风,消肿解毒,破瘀通经
蚕砂	燥湿祛风,化肠胃湿浊	叩头虫	壮腰健肾,增力气
蚕蛹	补虚疗损,滋阴壮阳,健脾祛蛔	壁虱(臭虱)	治噎膈、小儿惊风、臁疮,拔疔,化诸骨鱼刺
蝙蝠脑	治痈疽毒、毒邪内陷、恶毒攻心	蝇虎	治跌打损伤
蚕蛹空壳	治糖尿病,烧灰治单纯疱疹,止血止带	灯蛾	治漏管有神效
蚕子	补肾壮阳,固精止遗	蚱蜢	治咳嗽、惊风、损伤、冻疮、破伤风
蚕蛾(蚕蛾子)	补肾壮阳,治惊闲崩漏	河鳗	补五脏,强身体,退虚热

药 名	功 效	药 名	功 效
蝙蝠(夜老鼠)	焙干,治癫痫奇效	沙丁鱼	健脾和胃,补虚
山蚂蚁(蚂蚁子)	益气力,泽颜色,壮阳	河螃蟹	接骨疗损,止痛
猫肉	补虚祛风,解毒散结	羊脂	补虚润燥,祛风解毒
猫肝	治哮喘久治不愈	羊黄(山羊胆中结石)	清热开窍,镇静化痰
猫脂	生肌敛疮,治烫伤、冻疮	羊头蹄	补肾填髓,治肾虚劳损
猫皮毛	解毒散结,生肌敛疮	羊鞭(公山羊生殖器)	益肾壮阳,固精止遗
猫尿	治肛瘘、百虫入耳	鳢鱼胆	泻火,治喉痹、目翳、白秃疮
猫胞衣	治膈噎、翻胃	野鸹鹩涎	治久咳不愈。鸹鹩口水用滚开水冲服,下咽即止。
猫胎	治瘰疬	野鸹鹩蛋	打胎佳效。怀孕5月内,用白水煮一个鸹鹩蛋服
猫头骨	治淋巴结核久溃不愈	野鸹鹩肉	治体寒腹肿,水道不通
山羊肉	暖胃壮阳,益气养血,补一切阳虚症	蝮蛇(土布袋)	祛风止痒,通络止痛,攻毒定惊
山羊角	平肝潜阳,熄风镇惊	蝮蛇皮	疗疔毒恶疮、骨疽
山羊血	治喉癣、跌打损伤,止血止痛	蝮蛇胆	杀虫,疗诸漏
羊心	补心安神,治心慌失眠	蝮蛇骨	主赤痢
羊肝	养肝明目,治视力减退、夜盲症	蝮蛇脂	主耳聋耳鸣,敷肿毒
羊肾	补肾壮阳,治阳痿早泄	猪獾	止痛,止痢,利水,治高血压,疝气
羊肚	健脾养胃,补肾止遗	黄狗骨	治全身筋骨痛,疮面久不愈合
羊脑	补脑安神,治头晕头昏	狗宝(家狗胃中结石)	降气,开郁结,解毒。治食道癌

药　名	功　效	药　名	功　效
羊胎	补气血,养五脏,益寿延年	狗鞭(黄狗雄性生殖器)	补肾壮阳,治阳痿早泄
羊哀(羊胃中结石)	解百毒、治噎嗝、翻胃	狗脑	治久痢、带下崩漏、头风眩晕,解毒医疮
羊蹄筋	强筋健骨,治腰膝无力	狗蹄	补虚通乳,治乳汁少
羊脊骨	补肾填精,治身筋骨疼痛	狗胆	清肝明目,活血止血
山羊胡(山羊毛亦可)	烧炭治湿疹	狗肝	降逆气,止泻痢,祛风止痉
山羊腿骨	补骨固齿,治牙龈溃烂	狗齿	镇惊熄风,解毒
羊奶	补虚,润肺,和胃,解毒	狗血	补虚劳,散瘀血,定惊痫,解毒,止血
羊胆	清热解毒,明目退翳	狗肉	补脾暖胃,温肾壮阳,填精
狗心	安神,祛风,止血,解毒	猪软骨粉	强筋壮骨,补钙疗伤
狗毛	截疟,敛疮生肌	猪胆	拔毒,生肌,止痛
黄喉鹨	补中益气,祛风湿,壮筋骨	花颈斑鸠	补肾,止痛
金翅雀	养心安神	白冠长尾雉	补中益气,止咳平喘
八哥	解毒下气,止血,止咳,清肝明目	花面狸	补中益气,治虚证,去游风,愈肠风下血,治痔瘘、鼠瘘
白脊翎	补益脾肾,利水消肿	岩鸽	补肾益气,祛风解毒
四声杜鹃	消瘰疬,润肠通便,平喘镇咳	红嘴鸥	养阴润燥,治狂风
猪肉	补中益气,长力气	普通秧鸡	补中益气,治蚁瘘
猪心	安神镇惊,治心慌	黄脚三趾鹑	补中、解毒、清热、消肿
猪肚	补虚损,健脾胃,治胃病	乌骨鸡	补肝肾,益气血,好颜色,养阴退热,止带

药 名	功 效	药 名	功 效
猪肝	入肝明目	鹧鸪	滋阴,开胃,利五脏,益心神,安眠益智
猪肺	补肺止血	白粉蝶	温中降气,行气止痛
猪大肠	治肠风下血、痔疮肿痛	黄凤蝶	消肿止痛,止血
猪尿泡	治遗尿、疝气	枯褐天牛	息风止痛,活血下乳
猪脂	凉血润燥,杀虫润肤	铜绿金龟	破血、散结、通乳、解毒、消疮、明目
猪蹄	和血脉,润肌肤,通乳汁,洗恶疮	萤火虫	解毒疗疮,疏肝明目
猪蹄甲	疗五痔,医肠痈,治痘疮	桃嘴鹦鹉	温补壮阳
猪胰（猪脾）	润五脏,健脾胃	蝗虫	止咳平喘,解毒止痛,解表透疹,滋补强壮
猪脑	治脑鸣、头晕	家白蚁	补肝肾,益精血,强筋骨,通血脉
猪脊骨髓	助真阴,退骨蒸,疗脊痛	䗴䗴	利尿消肿,解毒止痛
猪皮	治吐血、衄血、女人血枯、经水不调	竹蜂	清热化痰,安神定惊
腊猪骨	消食化积,治小儿及成人食滞	人牙齿	宣发痘疮,须火煅水飞
猪项上蜻蜓骨	涂一切项上痈疽毒疮	童子尿	泻肺热,治肺痨,止咳,止血
雄猪眼梢肉	能拔僵肉、散毒滞	人指甲	拔毒生肌,治咽喉溃烂
人中黄	清热消食积,治疮痘、热狂	赤链蛇	治慢性瘘管、慢性溃疡
人胎盘	大补气血,治一切虚劳	蜥蜴	破结行水,治小便不利、恶疮
初生儿脐带	解胎毒,治脐疮,强身	土蚂蚱子	解毒,治流注、疮疡
人中白	清热降火,祛瘀,疗伤	石龙子	破结、行水,治小便不利、十大恶疮

药名	功效	药名	功效
血余炭	消瘀,止血,止痛	石上螺蛳	治黄疸、疔疮、各种肛瘘
螳螂	治咽喉肿痛、痔疮、除风镇惊	鱼钩	治年久哮喘、顽固咳嗽
眼镜蛇	通经络,祛风湿,治风湿性关节炎	鳡鱼	暖中益胃,止呕

第八节 武当山地区现存药用矿物及其他物品名录

药名	功效	药名	功效
自然铜	散瘀止痛,续筋接骨	盘龙草(小麦秆做的陈旧草帽)	烧存性,治头痛、头晕、头胀有特效
古铜钱	接骨止痛,散结消肿	伏龙肝(灶心土)	温中燥湿,止呕止血
滑石	清热,渗湿,敛疮	铜绿	拔毒,生肌,止痒
阳起石	温肾壮阳	仙人骨(山浆石)	敛疮消肿,活血止痛
石膏	清热泻火,煅用生肌	汉江白石	祛风活血,消肿止痛
寒水石	清热降火,除烦止渴	汉江红石	消肿止痛,活血通络
龙骨	安神,固精,敛汗,涩肠	檀香灰	治黄水疮
钟乳石	生肌,明目	火龙衣	安神定志,治狂疯症
白垩	温中,涩肠,止血,敛疮	石碾盘雨水	药用碾盘上雨水。治扁疣特效
白石英	温肺定喘,定神	陈石灰	主治胃酸、胃痛,生肌,止痒
云母石	下气,补中,敛疮	水龙骨(木船拆下石灰)	止痒,生肌,治脚气
蜂蜡	收敛,生肌,止痛	陈墙土(陈年土坯)	祛风,活血,生肌

药 名	功 效	药 名	功 效
百草霜(锅肚子灰)	散瘀止血,消积块,化滞气	井底泥	清热解毒,安胎
烟杆内油	治毒蛇咬伤	铁矿石	镇心平肝,消痈解毒
铁锈	清热解毒,镇心平肝	香炉灰	止血,消肿,止痛,愈疮
新石灰	去死肉,治烫伤		

第六篇 临床用药歌

武当山植物药用药歌

草木中空善治风　对枝对叶能治红
叶边有齿能消肿　叶有浆具拔毒功
苦清辣宣麻理气　酸涩止泻甜补益
香药走窜祛风湿　苦寒清热消肿痛
苦涩排脓咸软坚　淡滑滋补药称雄
药有四气兼五味　升降沉浮各相宜
君臣佐使如法配　治病疗伤效果奇

相反歌

本草言明十八反　半夏、瓜蒌、贝母、白蔹、及攻乌头
海藻大戟甘遂芫花俱反甘草　诸参细辛芍反藜芦
蜂蜜黄蜡莫与葱相见　白芥硼砂不同服
荆芥若问何相反　河豚无鳞鱼驴肉
相反亦可相伍用　医家心巧可为福

十九畏歌

硫黄原是火中精　朴硝一见便相争
水银莫与砒霜见　狼毒最怕密陀僧
巴豆性烈最为上　偏与牵牛不顺情
丁香莫与郁金见　牙硝难合京三棱
川乌草乌不须犀　人参又忌五灵脂
官桂善能调冷气　若逢石脂便相欺

妊娠忌药歌

芫斑水蛭与虻虫　　乌头附子配天雄
野葛水银并巴豆　　牛膝苡仁与蜈蚣
三棱芫花代赭麝　　大戟蝉蜕黄雌雄
牙硝芒硝牡丹桂　　槐花牵牛皂角同
半夏南星与通草　　瞿麦干姜桃仁同
磁砂干漆蟹爪甲　　地胆茅根与䗪虫
苏叶红花不同用　　牙皂花粉不相逢
妊娠用药有三忌　　破瘀通经峻下攻
大辛大热有毒品　　医者原则要记清
古人虽列妊娠忌　　并非绝对不可逢
有故无殒亦无殒　　大积大聚大胆行

中药炮制歌

芫花本利水　　非醋不能通
绿豆本解毒　　带壳不见功
草果消膨效　　连壳反胀胸
黑丑生利水　　远志苗毒逢
蒲黄生通血　　熟补血运通
地榆医血药　　连稍不住红
陈皮专理气　　留白补胃中
附子救阴证　　生用走皮风
草乌解风痹　　生用使人蒙
人言烧煅用　　诸石火煅红

入醋堪研末　　制度必须工
川芎炒去油　　生用痹疼攻
炮制当依法　　方能专化工

又歌

知母桑皮天门冬　　首乌生熟地黄同
偏依竹片铜刀切　　铁器临之便不驯
乌药门冬巴戟天　　莲心远志五般同
并宜剔去心方妙　　否则令人烦躁添
厚朴猪苓与茯苓　　桑皮更有外皮生
四般最忌连皮用　　去净方能不耗神
益智麻仁柏子仁　　更加草果四般论
并宜去壳方为效　　不去令人心痞增
星夏三乌同附子　　姜便矾浸能解毒
更宜酒洗有三味　　大云地黄及当归

四气功能歌

四性四气本相同　　寒热温凉要分明
寒药本是凉之甚　　热药比温进一程
还有性平一药性　　实则温凉不居中
寒凉为阴主热病　　温热为阳寒症攻
寒凉助阴把阳抑　　温热助阳抑阴同

五味功能歌

五味辛甘苦酸咸　　辛行且散祛风寒
味甘能缓又能补　　补气补血缓急挛

味酸能涩又能收　　涩精固肠虚汗敛
味苦能泻又能燥　　泻火燥湿更消炎
味咸软坚又润下　　渗湿利尿淡味添

升降浮沉用药歌

升降浮沉如指航　　说与学者细推详
升浮上行兼向外　　升阳发表散寒良
温热辛甘属阳性　　诸如荆苏桂麻黄
沉降下行兼走内　　镇逆收敛又潜阳
清热渗湿又泻下　　酸苦咸阴性寒凉
诸如赭石大生地　　芒硝连柏共大黄
酸咸无升寒无浮　　辛甘无降热上翔
浮引咸寒可趋下　　沉引以酒巅顶航
沉降虽系自然理　　良工善用可改常

引经用药歌

黄连独活桂枝附子细辛少阴　　太阴苍术葛根桔梗升麻临
柴胡青皮川芎厥阴走　　　　　阳明石膏白芷白术葛根
藁本桂枝羌活麻黄行太阳　　　少阳柴胡胆草连翘茵陈
胸膈喉头桔梗截　　　　　　　腿足牛膝力下循

陈药歌

枳壳陈皮半夏齐　　麻黄狼毒吴茱萸
艾叶胆星猪板油　　木瓜酒醋及棕皮

心经主病用药歌

心为君火主藏神　代君行令包络臣
主血主言主汗笑　心经受邪乱昏昏
诸热瞀瘛惊谵妄　啼笑骂詈不识亲
诸疼疮疡怔忡汗　面赤目黄热手心
舌强不语胸胁疼　腰背肩胛疼难伸
熟地圆肉补心血　阿胶麦冬生地滋心阴
心阳不足肉桂附子细辛　心气不足五味参
竹沥二黄天竹黄、黄连豁心痰
开窍二香麝香、白胶香菖蒲冰片
凉血犀角牡丹皮　养心远志柏枣仁

肝经主病用药歌

肝木藏魂肝寄中　血呼筋目怒主成
两肋肿疼胸胁满　诸风掉眩强直惊
呕血疝瘕妇经病　寒热头疼面目红
抽缩筋挛两胫肿　男癫妇人阴肿疼
解郁郁金柴半夏　行气香附芎青皮
补气白术柏子仁生姜细辛
破血三棱莪术鳖甲桃仁红花
缓急心疼当归白芍甘草　破瘀姜黄牡丹皮灵脂
镇肝龙骨代赭石铁落石决明
羌活独活防风薄荷搜肝风

脾经主病用药歌

脾土藏意万物母　营卫肌味四肢主

诸湿肿满二便秘　　黄疸痰饮霍乱吐
痞满腹痛食难化　　重困嗜卧肢难举
九窍不通舌强疼　　诸痉项强皆病土
党参茯苓白术甘草补脾气　　中阳不振苍术干姜附子
升麻柴胡升清气　　导积大黄枳实芒硝厚朴
半夏陈皮二术燥中宫　　木通茯苓猪苓洁净腑

肺经主病用药歌

肺经藏魄主元气　　主闻主笑主毛皮
诸气贲郁萎呕喘　　气短咳嗽气上逆
咳唾脓血不得卧　　小便数欠不禁遗
肩背臑臂冷且疼　　洒淅寒热伤风疾
温肺丁香款冬花百部
泄肺葶苈泽泻与生姜皮、桑白皮
瓜蒌花粉化热痰　　寒痰不化细辛干姜益
清肺天冬麦冬黄芩沙参、贝母
肺气不足五味子人参、黄芪
润肺天冬麦冬百合阿胶花粉
敛肺白芍五倍子五味子栗壳乌梅

肾经主病用药歌

肾水藏志属先天　　主骨主听二阴连
主寒厥逆骨酸疼　　腰冷如水足胻寒
少腹急满疝瘕症　　澄澈清冷腥秽兼
大便闭泻消渴　　发热不热头疼眩

喉疼舌燥妇经带　　脊股疼痛在后臁
黄柏知母滋肾水　　肉桂附子益火源
五味子沉香蛤蚧纳肾气　鹿茸枸杞壮阳丹
固精锁阳胡桃龙骨　起阳治痿淫羊藿巴戟天

图书在版编目（CIP）数据

武当方药精华/尚儒彪编著.—太原：山西科学技术出版社，2013.7（2024.2重印）

ISBN 978-7-5377-4503-1

Ⅰ.①武… Ⅱ.①尚… Ⅲ.①道教—中医学—临床医学—经验 Ⅳ.①R24

中国版本图书馆 CIP 数据核字（2013）第 147814 号

武当方药精华
WUDANG FANGYAO JINGHUA

出 版 人	阎文凯
编　　著	尚儒彪
责任编辑	郝志岗
封面设计	吕雁军
出版发行	山西出版传媒集团·山西科学技术出版社
	地址　太原市建设南路 21 号　邮编　030012
编辑部电话	0351-4922072
发行电话	0351-4922121
经　　销	各地新华书店
印　　刷	河北赛文印刷有限公司
开　　本	880mm×1230mm　1/32
印　　张	9.125
字　　数	198 千字
版　　次	2013 年 7 月第 1 版
印　　次	2024 年 2 月河北第 2 次印刷
书　　号	ISBN 978-7-5377-4503-1
定　　价	32.80 元

版权所有·侵权必究

如发现印、装质量问题，影响阅读，请与我社发行部联系调换。